全国防盲技术指导组　组织编写

儿童青少年 近视防治科普 100问

王宁利　杨晓慧　主编

科学技术文献出版社
SCIENTIFIC AND TECHNICAL DOCUMENTATION PRESS
·北京·

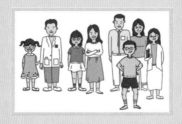

图书在版编目（CIP）数据

儿童青少年近视防治科普100问 / 王宁利，杨晓慧主
编.—北京：科学技术文献出版社，2019.6（2023.5重印）
ISBN 978-7-5189-5377-6

Ⅰ.①儿… Ⅱ.①王… ②杨… Ⅲ.①近视—防治—
问题解答 Ⅳ.①R778.1-44

中国版本图书馆CIP数据核字(2019)第057019号

书名：儿童青少年近视防治科普100问
主编：王宁利　杨晓慧
总策划：王宁利　杨晓慧　刘伟鹏
责任编辑：彭　玉　陈　安　　　内容编辑：王继珍
设计·插画：王　洋　高　峰　关　键　满明真　张海雪
出版社：科学技术文献出版社　　　地址：北京市复兴路15号　　　邮编：100038
版次：2019年6月第1版　　2023年5月第2次印刷　　印刷厂：北京九州迅驰传媒文化有限公司
开本：787×1092　1/16　　字数：252千　　印张：15.5
策划执行：布克（北京）文化传播有限公司

定价：68.00元

读者服务/投稿/团购邮箱：marketing@uni-sparkle.com
电话（手机）：010-53672096 / 18811728173
网上订购：https://ruojian.tmall.com/（天猫旗舰店：若见图书旗舰店）
https://mall.jd.com/index-10540294.html（京东专营店：布克时光图书专营店）
https://shop40694406.m.youzan.com/v2/showcase/homepage?kdt_id=40502238（微信有赞商城：布克礼物）

主编

王宁利　　　杨晓慧

专家审定组（按姓氏笔画排序）

王利华　　　毕宏生　　　孙兴怀　　　邹海东　　　宋宗明

赵家良　　　胡爱莲　　　姚　克　　　胡竹林　　　徐国兴

曾骏文　　　瞿　佳

主编助理

魏士飞

编者（按姓氏笔画排序）

一氏英人　　马丹丹　　　甘嘉禾　　　田　磊　　　吕燕云

刘宏伟　　　安文在　　　孙芸芸　　　杜佳灵　　　李　玉

张丰菊　　　林彩霞　　　洪　洁　　　唐　萍　　　康梦田

梁新童　　　魏士飞

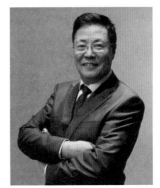

王宁利

Ningli Wang

　　王宁利，教授，主任医师，博士生导师，首都医科大学附属北京同仁医院眼科中心主任。全国政协委员，全国防盲技术指导组组长，国家眼科诊断与治疗设备工程技术研究中心主任，国际眼科学院院士，亚太眼科学会主席，中国医师协会眼科医师分会会长，中华预防医学会公共卫生眼科学分会主任委员。从事眼科临床与科研工作35年，完成手术约2万例。主要工作领域：不仅致力于青光眼发病机制与临床诊治的研究，在儿童青少年眼健康及近视防控中也做了大量工作。主持国家高技术研究发展计划（863计划）、国家自然科学基金重点、重大国际合作项目、科技部重大重点项目等多达16项，共同主持国家重大防盲工程3项。主持撰写国家卫健委《近视防治指南》《斜视诊治指南》和《弱视诊治指南》。

　　提出了近视防控的三级防治模式，一、建立了我国最大的近视队列研究，提供了我国小学生、中学生、大学生近视患病情况的动态流行病学数据，发现了近视相关的危险因素和保护因素，探索近视发生发展的预测模型；二、采用循证评价和随机对照实验，筛选出了戴眼镜适度欠矫、低浓度阿托品、角膜塑形镜（OK镜）、规范的眼保健操等有效的近视干预措施；三、设计病理性近视相关并发症的治疗技术，减少病理性近视的致残致盲。研发了可穿戴的视负荷监控设备，监测影响近视发生发展的环境因素，如户外活动时间、近距离用眼时间和姿势等，继而进行有效的提醒和干预。

杨晓慧

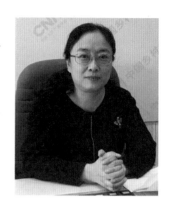

Xiaohui Yang

　　杨晓慧，首都医科大学医学博士后，首都医科大学附属北京同仁医院眼科中心主任医师。有近30年的眼科临床和低视力康复工作经验。现任全国防盲技术指导组委员与近视专家组成员，中华预防医学会公共卫生眼科学分会委员，中国医师协会眼科学分会防盲与低视力专业组委员，全国防盲办公室副主任。担任国家卫生健康委员会防盲人员与中国残疾人联合会低视力康复人才培训教师，多次参与"全国爱眼日"主题征集活动与"全国爱眼日"主题活动，作为眼科专家参与起草教育部等八部门印发的《综合防控儿童青少年近视实施方案》，参加"2018年儿童青少年近视调查工作现场抽查"专业督导工作，参与撰写"十二五"全国防盲治盲规划与"十三五"全国眼健康规划，参与撰写国家卫健委《近视防治指南》《斜视诊治指南》和《弱视诊治指南》。

近年来，近视的患病率在我国逐年增加，已成为危害我国儿童青少年身心健康的重要公共卫生问题。2018年年底，国家卫生健康委员会会同教育部、财政部组织开展了全国儿童青少年近视调查工作，结果显示全国儿童青少年总体近视率为53.6%，其中6岁儿童为14.5%，小学生为36.0%，初中生为71.6%，高中生为81.0%，近视防控任务非常艰巨。

儿童青少年是祖国的未来和民族的希望，近视不仅影响儿童青少年的学习、生活和择业方向，而且高度近视并发的眼底病变是导致视力残疾的重要原因，带来巨大的社会和经济负担。据2015年北京大学中国健康发展研究中心发布的《国民视觉健康报告》显示，2012年各类视力缺陷导致的社会经济成本将高达6800亿元左右，占GDP的比例高达1.3%左右。

我国儿童青少年近视的形势之严峻，得到了习近平总书记的关注并做了连续指示。习总书记强调：全社会都要行动起来，共同呵护好孩子的眼睛，让他们拥有一个光明的未来。2018年8月，教育部、国家卫生健康委员会等八部委联合印发《综合防控儿童青少年近视实施方案》，把近视防控提升到国家战略的层面，指出防控儿童青少年近视需要有关部门、医疗卫生机构、家庭、学校和学生等各方面共同努力，需要全社会行动起来、综合防控。

2019年4月3日，国家卫生健康委员会党组书记、主任马晓伟在全国综合防控儿童青少年近视暨推进学校卫生与健康教育工作视频会议上指出，做好学校卫生特别是近视防控工作，是践行"两个维护"的具体体现，是提升全民族健康素质的必然要求，是推进健康中国和教育强国战略的重要内容，要进一步增强"四个意识"，认真学习、深刻领会习近平总书记重要指示精神，准确把握当前面临的新形势和存在的突出问题，不折不扣完成好这项重大政治任务。

近视防控是一场全民应当积极加入的行动，这是儿童青少年近视防控工作取得成功的必要基础；同时，对近视的相关知识进行科学普及，让大家都能掌握近视的基本概念和科学的防控措施，也是近视防控中的重要举措。因此，编写一本以科学证据为导向的近视防控科普书籍十分必要，从而使人们掌握正确的近视防控知识，认识近视的危害，发动儿童青少年和家长自主健康行动，做好全民行动。

为全方位宣传科学防控、科学矫治知识，最大程度地动员全社会，共同参与防控近视，在国家卫生健康委员会的指导下，全国防盲技术指导组组织编写了《儿童青少年近视防治科普100问》。此书围绕社会最关心的有关近视的各种疑惑，通过100个最常见的问题，阐述了近视的概念、影响因素、防控措施和矫治方法等。书籍不仅汇总了临床数据支撑的研究成果、专家们多年的临床经验与严谨的医学专业知识，更难得的是用通俗易懂的语言将广大近视者及家长对于近视的各种疑惑和科学防控措施讲得生动有趣、图文并茂。通过阅读此书，大家可以对近视有更加全面和科学的认识。

此书有望成为我国近视防控和健康教育的有力工具，在近视防控中发挥重要的作用。

国家卫生健康委员会医政医管局

　　我国儿童青少年的近视呈现出"发病年龄提前、患病率急剧上升、近视程度高和进展快"的趋势。目前，我国近视总人数已超过4.5亿，病理性近视人数超过1千万。大学生中近视的患病率更是高达80%～90%，其中超过10%已发展为高度近视，近视的防控刻不容缓。

　　我国政府对近视防控工作高度重视。2018年8月30日，教育部、国家卫生健康委员会等八个部委联合发布《综合防控儿童青少年近视实施方案》。方案明确了八部委在防控儿童青少年近视方面的职责和任务，并首次明确：青少年近视率将纳入政府绩效考核，并对地方视力管控部门建立问责机制。

　　近视防控需要全社会行动，综合防控，需要国家各部委联合行动，社会、家长、学校、医疗院所都承担起相关的责任。预防胜于治疗。我们医疗院所在近视防控方面，承担的职责除了早诊早治，还需通过科普宣传教育，开展近视的早期防控，从根本上减少近视的发病率。

　　目前，图书市场上近视科普读物数量也不少，但质量良莠不齐。我们此次编写的《儿童青少年近视防治科普100问》由全国防盲技术指导组组织，由全国近视防控领域具有资深临床经验的眼科专家和专业人员撰稿与审稿，撰写过程中参考了诸多最新的国内外近视领域的研究，保证了书籍的权威性、专业性和科学性。

本书从内容结构上，将100个问题分门别类为几个单元，每个单元都有各自的结构，每个问题都是一个独立的问题。本书用通俗易懂的语言和医学漫画，图文并茂，围绕社会最关心的有关近视的各种疑惑，讲解了近视的概念、影响因素、防控措施和矫治方法等。让读者一边看故事，一边学知识，了解近视防控的方方面面。

总之，本书以科学证据为导向，内容可读性强，希望成为近视防控工作的重要工具被各机构充分使用，发挥作用。

本书在编写过程中，得到了国家卫生健康委员会各级领导的大力支持，我国眼科领域的众多权威专家百忙中参与选题内容指导及审稿，在此表示衷心的感谢。

在本书的组稿过程中，北京同仁医院魏士飞博士承担了大部分与作者沟通、联络专家审稿、出版流程的顺序推进等事宜，在此也表示感谢。

同时，也衷心感谢布克（北京）文化传播公司对此书的策划出版、编排审校，以及医数视界（北京）科技有限公司对此书的宣传、推广与支持。

全书从2019年年初筹备撰写，到2019年6月正式出版，时间相对紧张，难免有疏漏和不足之处，敬请指正，以逐步修改、完善内容，再版时更加满足读者的需要。

再次感谢所有参与本书出版的朋友，愿这本书能够被各机构广泛使用及传播，为我国儿童青少年近视防控做出贡献。

最后，愿每个孩子都有一双明亮的眼睛和一个光明的未来。

王宁利 杨晓慧

2019年5月7日

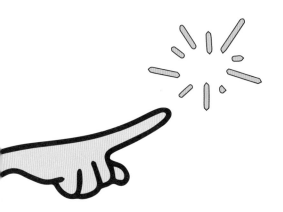

第一章　我国近视的现状和国家防控战略

第二章　了解近视，从眼睛结构和发育开始

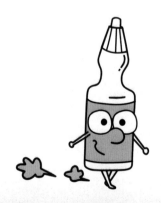

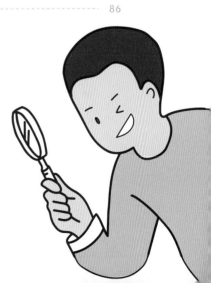

第八章　近视矫正除了眼镜, 还有其他选择

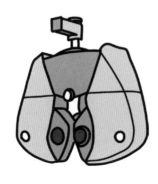
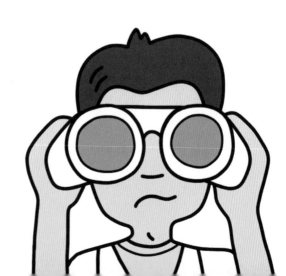

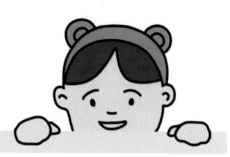

第十一章　　关于近视，你还有哪些不知道的"视"

附

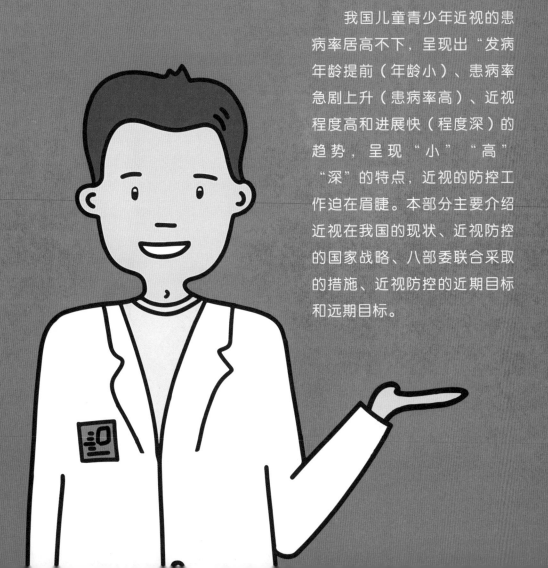

第一章

我国近视的现状和
国家防控战略

我国儿童青少年近视的患病率居高不下，呈现出"发病年龄提前（年龄小）、患病率急剧上升（患病率高）、近视程度高和进展快（程度深）的趋势，呈现"小""高""深"的特点，近视的防控工作迫在眉睫。本部分主要介绍近视在我国的现状、近视防控的国家战略、八部委联合采取的措施、近视防控的近期目标和远期目标。

① 我国近视问题有多严峻？

近年来，随着社会经济发展和知识性竞争加剧，我国儿童青少年的近视患病率居高不下，在大学生中，近视患病率已高达80%～90%，基本接近"天花板"。目前，我国近视总人数已超过4.5亿，病理性近视人数超过1千万。

我国的儿童青少年每个年龄段近视患病情况如何？

● 2018年下半年，国家卫生健康委会同教育部、民政部组织开展了2018年全国儿童青少年近视调查工作。本次调查共覆盖了全国1033所幼儿园、3810所中小学校，共筛查111.74万人，包括幼儿园儿童6.92万人，各年龄段中小学生104.82万人。

● 2019年4月29日，国家卫生健康委员会举办新闻发布会，介绍2018年儿童青少年近视调查结果[1]。调查结果显示，我国儿童青少年总体近视发病形势严峻。2018年，全国儿童青少年总体近视率为53.6%。

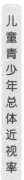
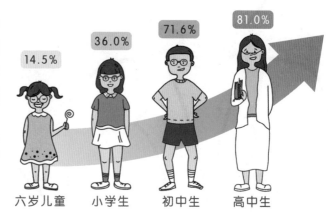

儿童青少年总体近视率

14.5%　　36.0%　　71.6%　　81.0%

六岁儿童　　小学生　　初中生　　高中生

第一章

第二章

第三章

第四章

第五章

第六章

第七章

第八章

第九章

第十章

第十一章

- 此外，低年龄段近视问题比较突出，在小学和初中阶段，近视率随着年级的升高快速增长。

> 小学阶段从一年级的15.7%增长到六年级的59.0%
>
> 初中阶段从初一年级的64.9%增长到初三年级的77.0%

- 高三年级高度近视（近视度数超过600度）的人数，在近视总数中占比达到21.9%。

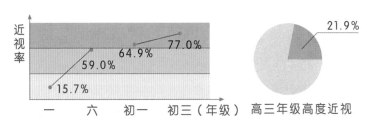

- 2001年，有学者在北京开展眼病调查发现，北京地区40～90岁成年人的近视和高度近视的患病率分别为22.9%和2.6%[2]；2006年，另有学者在河北省邯郸市开展眼病调查发现，邯郸地区30岁以上成年人的近视和高度近视的患病率分别为26.7%和1.8%[3]。

- 可以看出，目前我国儿童青少年近视和高度近视的患病率已经远远超过了过去的成年人。

　　总的来说，我国近视的患病情况呈现出"发病年龄提前、患病率急剧上升、近视程度高和进展快"的特点，近视已成为危害我国儿童青少年眼健康的重要公共卫生问题。

参考文献

[1]国家卫生健康委员会.例行新闻发布会. 2019年4月29日.

[2]Xu L, Li J, Cui T, et al. Refractive error in urban and rural adult Chinese in Beijing[J]. Ophthalmology, 2005, 112(10):1676-1683.

[3]Liang YB, Wong TY, Sun LP, et al. Refractive errors in a rural Chinese adult population the Handan eye study[J]. Ophthalmology, 2009, 116 (11): 2119-2127.

② 近视防控为什么受到国家的重点关注，并成为国家战略？

从前面问题我们已经知道近视在我国儿童青少年中的严峻状况，然而近视不仅仅是配戴眼镜或通过屈光手术，使视力矫正、看得清楚那么简单，近视还会给个人和国家带来诸多影响。

近视的孩子由于看远不清，给日常生活、学习带来诸多不便，还会影响未来专业的选择。

- 目前，在航空航天、精密制造、国防等行业领域，符合视力要求的人群越来越少。如果儿童青少年近视问题得不到及时有效控制，未来学习相关专业、从事相关职业的人会越来越少，可以说近视已成为一个关系国家和民族未来的大问题。

- 近视，尤其是高度近视，还可以引起一些眼底并发症，危害视觉健康甚至导致失明[1]。

  - 视网膜裂孔
  - 视网膜脱离
  - 黄斑出血
  - 黄斑裂孔
  - 脉络膜新生血管
  - 后巩膜葡萄肿

- 有调查发现，高度近视相关的视网膜病变已经成为我国某些地区成人不可逆性致盲眼病的首位原因[2]。

- 有报道，我国每年的验光配镜费用高达100亿元，激光手术费用达到50亿元。

第一章

第二章

第三章

第四章

第五章

第六章

第七章

第八章

第九章

第十章

第十一章

● 据2015年北京大学中国健康发展研究中心发布的《国民视觉健康报告》显示：

> 2012年我国5岁以上总人口中，近视总患病人数在4.5亿左右，其中高度近视的人数高达3000万，青少年近视患病率高居世界第一位。保守估计，2012年各类视力缺陷导致的社会经济成本将高达6800亿元左右，占GDP的比例高达1.3%左右。

我国已成为一个"近视大国"，从宏观出发，为了民族的未来，从微观出发，为了儿童青少年的健康，我们都应该重视视力保护。因此，为了国家和民族的未来，近视问题需要国家的重点关注并提升到国家战略层面。

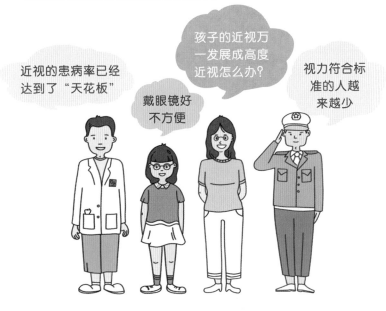

参考文献

[1] Saw SM, Gaszard G, Shih—Yen EC, et a1. Myopia and associated pathological complications[J]. Ophthalmic Physiol Opt, 2005, 25(5):381-391.

[2] Liang YB, Duan XR, Yang XH, et al. Prevalence and Causes of Low Vision and Blindness in a Rural Chinese Adult Population. The Handan Eye Study[J]. Ophthalmology, 2008, 115(11):1965-1972.

③ 近视防控为什么要全民行动，综合防控？

我国儿童青少年近视问题由来已久，近视的高发也不是单一原因造成，近视防控不是靠单一行业或部门就能解决。

我国处于经济快速发展阶段，激烈的知识性竞争持续存在。

- 儿童青少年学习压力大
- 课后作业时间长
- 孩子持续近距离用眼时间多、负荷重

这些诱发近视的原因就像是一个密闭的循环，要作为一个整体来看待。防控儿童青少年近视需要有教育、卫生等机构，家庭与学校等地点，家长、老师和学生等人员，各方面共同努力，需要全民行动起来。如果不能全社会动员，如在学校里给孩子减少学习负担，而在家里又加重学习负担；一所学校减少了学习负担，另一所学校又增加了，这样都很难达到近视防控的整体目标。

目前，没有单独的一种方法就能把近视发病和度数增长控制住，而是需要多种方法联合使用、综合防控。

第一章

第二章

第三章

第四章

第五章

第六章

第七章

第八章

第九章

第十章

第十一章

- 各相关部门各司其职、一起发力，参与、支持儿童青少年视力保护

- 在全社会营造良好的氛围，宣传科学近视防控知识

- 学校使用合理的教学方法，家长注意孩子的用眼卫生，提高学生爱眼自觉性

- 医疗机构提高近视的诊治水平，推广普及科学的近视防控措施，研发新的近视防控技术

- 如果不能综合防控，仅靠其中一种单一措施很难达到预防近视发生发展的目的。

　　因此，近视防控需要全民行动，综合防控，需要国家各部门联合起来，社会、家长、学校、医疗院所都承担起相关的责任。

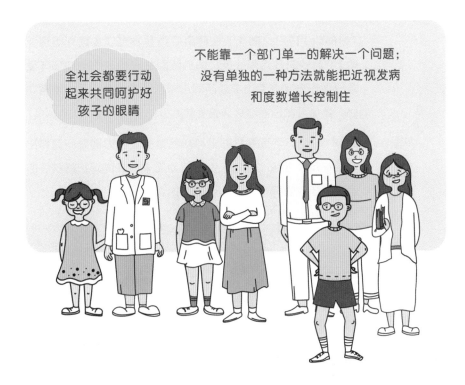

全社会都要行动起来共同呵护好孩子的眼睛

不能靠一个部门单一的解决一个问题；没有单独的一种方法就能把近视发病和度数增长控制住

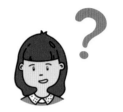

4 八部委为什么要联合起来发布《综合防控儿童青少年近视实施方案》？

从2016年开始，我国儿童青少年近视防控已开始形成多部委合作的模式。

2016年6月6日全国爱眼日的主题是"呵护眼睛，从小做起"，2017年6月6日全国爱眼日的主题为"'目'浴阳光，预防近视"。2018年6月6日全国爱眼日的主题为"科学防控近视、关爱孩子眼健康"。连续三年全国爱眼日的主题都聚焦在了儿童青少年近视防控上。

- 2018年6月5日，国家卫生健康委员会发布了《近视防治指南》[1]。中央政治局委员、国务院副总理孙春兰在2018年爱眼日当天来到北京市史家胡同小学和南磨房社区卫生服务中心，参加爱眼日活动并调研考察青少年近视防控工作。

- 2018年8月，习近平总书记再次就青少年视力健康问题作出重要指示，要求"全社会都要行动起来，共同呵护好孩子的眼睛，让他们拥有一个光明的未来。"

2018年8月教育部会同国家卫生健康委员会、体育总局、财政部、人力资源社会保障部、市场监督管理总局、国家新闻出版署、广播电视总局等八部门制定了《综合防控儿童青少年近视实施方案》（以下简称《实施方案》）[2]。

第一章

第二章

第三章

第四章

第五章

第六章

第七章

第八章

第九章

第十章

第十一章

- 《实施方案》中的措施涉及近视防控的方方面面，如教育部要加强体育与健康师资队伍和中小学卫生保健所等机构建设，国家卫生健康委要建立各级近视防控中心、视力健康保健站等。

- 防控儿童青少年近视是一项系统工程，八部委联合起来各司其职、一起发力、相互配合，才能更好地改善我国儿童青少年的近视问题。

- 《实施方案》明确了八个部门在近视防控中的职责和任务，层层落实到具体的工作计划中，同时，将儿童青少年近视防控工作、总体近视率和体质健康状况纳入政府绩效考核。

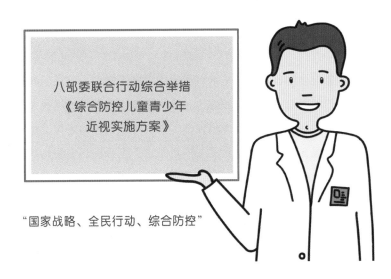

八部委联合行动综合举措
《综合防控儿童青少年
近视实施方案》

"国家战略、全民行动、综合防控"

参考文献

[1]国家卫生健康委员会.《近视防治指南》[S]. 2018.
[2]教育部,国家卫生健康委员会,国家体育总局,等.关于印发《综合防控儿童青少年近视实施方案》的通知[S]. 2018.

⑤ 在近视防控中，八部委的具体职责和工作要点？

> 围绕儿童青少年近视防控的目标，八部委有各自的职责和任务，《实施方案》提出[1]：

- 教育部：成立全国中小学和高校健康教育指导委员会，开展儿童青少年近视综合防控试点工作。不断完善学校体育场地设施，加快体育与健康师资队伍建设。鼓励高校开设眼视光、健康管理、健康教育相关专业，积极开展儿童青少年视力健康管理相关研究。会同有关部门开展全国学校校医等配备情况专项督导检查等。

- 国家卫生健康委员会：培养优秀视力健康专业人才。加强基层眼科医师、眼保健医生、儿童保健医生培训，提高视力筛查、常见眼病诊治和急诊处理能力。加强视光师培养，指导儿童青少年选择科学合理的矫正方法。全面加强全国儿童青少年视力健康及其相关危险因素监测网络、数据收集与信息化建设。会同教育部组建全国儿童青少年近视防治和视力健康专家队伍。2019年年底前，会同有关部门出台相关强制性标准，严格规范儿童青少年的各类印刷品、出版物等的字体、纸张，以及学习用灯具等。

- 体育总局：增加适合儿童青少年户外活动和体育锻炼的场地设施，积极引导支持社会力量开展各类儿童青少年体育活动，有针对性地开展各类冬夏令营、训练营和体育赛事等。

第一章

第二章

第三章

第四章

第五章

第六章

第七章

第八章

第九章

第十章

第十一章

- 财政部：合理安排投入，积极支持相关部门开展儿童青少年近视综合防控工作。

- 人力资源社会保障部：会同教育部、国家卫生健康委完善中小学和高校校医、保健教师和健康教育教师职称评审政策。

- 市场监督管理总局：严格监管验光配镜行业，加大对眼镜和眼镜片的生产、流通和销售等执法检查力度，杜绝不合格眼镜片流入市场。加强广告监管，依法查处虚假违法近视防控产品广告。

- 国家新闻出版署：实施网络游戏总量调控，控制新增网络游戏上网运营数量，采取措施限制未成年人使用时间。

- 广播电视总局等部门：充分发挥广播电视、报刊、网络、新媒体等作用，利用公益广告等形式，多层次、多角度宣传推广近视防治知识。

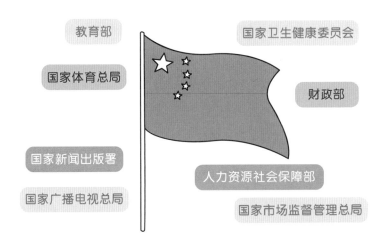

八部委各司其职、一起发力、协调行动

参考文献

[1]教育部,国家卫生健康委员会,国家体育总局,等.关于印发《综合防控儿童青少年近视实施方案》的通知[S]. 2018.

6 国家近视防控的近期目标和远期目标是什么？

> 为贯彻落实习近平总书记关于学生近视问题的重要指示批示精神，切实加强儿童青少年近视防控工作，2018年8月教育部会同国家卫生健康委员会等八部门制定了《综合防控儿童青少年近视实施方案》[1]。

● 《实施方案》设定了两个阶段性目标，同时指出了儿童青少年近视问题是关系国家和民族未来的大问题，明确了八个部门近视防控的职责和任务，层层落实到具体的工作计划。

《实施方案》提出：

● 到2023年，力争实现全国儿童青少年总体近视率在2018年的基础上每年降低0.5个百分点以上，近视高发省份每年降低1个百分点以上。

● 到2030年，实现全国儿童青少年新发近视率明显下降，儿童青少年视力健康整体水平显著提升，6岁儿童近视率控制在3%左右，小学生近视率下降到38%以下，初中生近视率下降到60%以下，高中阶段学生近视率下降到70%以下，国家学生体质健康标准达标优秀率达25%以上。

第一章

第二章

第三章

第四章

第五章

第六章

第七章

第八章

第九章

第十章

第十一章

五年目标是控制趋势

在2018年的基础上
每年降低
0.5个百分点
以上

近视高发省份
每年降低
1个百分点
以上

2030年目标是实现根本性扭转

6岁儿童
近视率控制
在3%左右

小学生
近视率下降
到38%以下

初中生
近视率下降
到60%以下

高中阶段学生
近视率下降
到70%以下

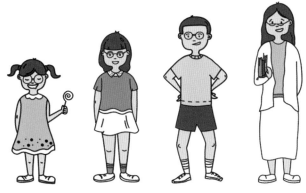

参考文献

[1]教育部,国家卫生健康委员会,国家体育总局,等.关于印发《综合防控儿童青少年近视实施方案》的通知【S】. 2018.

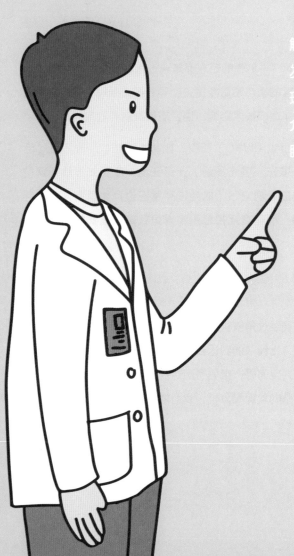

第二章

了解近视
从眼睛结构和发育开始

想要了解近视，需要先了解我们的眼睛解剖结构和视力发育过程。本部分将从眼的生理和眼球解剖结构入手，简要介绍眼睛的解剖结构，以及人眼视力的发育过程。

7 一双"明亮"的眼睛对我们有多重要？

　　达·芬奇说过："眼睛是心灵的窗户，通过眼睛人们得以拥抱和欣赏世界的无限美妙，灵魂得以安居于体内。"

　　美国当代著名作家海伦·凯勒的《假如给我三天光明》，写出了作家失明后的痛苦和对光明的极度渴望。

眼睛是人类感观中最重要的器官

- 人们大约有80%～90%的信息都是通过眼睛获取的。如果眼病引起视觉器官的损伤和功能丧失，导致视力残障，不但对个人的生活和工作造成很大影响，也会加重家庭和社会的负担。

- 据世界卫生组织（WHO）资料，如将未矫正的屈光不正（近视、远视、散光、屈光参差）计算在内，常见致盲性眼病位居肿瘤、心血管病之后，成为位列第三位严重危害人类生存质量的疾病，而高度近视是引起常见致盲性眼病的重要原因之一[1]。

想要获取清晰的视野，需要眼睛和大脑的共同配合

- 外界光线需要经过角膜进入眼睛，通过房水，到达晶状体，再经过玻璃体，光线才能到达我们的视网膜。视网膜将光信号逐层传递转化为电信号，电信号到达视神经，最终传递给大脑，大脑经过复杂的处理和分析，我们才能看到美丽的世界。

眼睛虽小，结构却复杂，一双明亮和健康的眼睛对我们至关重要。

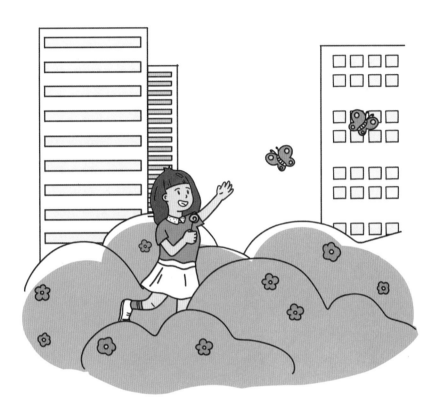

眼睛是人类感观中最重要的器官，

人们大约有80%～90%的信息都是通过眼睛获取的

参考文献

[1] 葛坚,王宁利.眼科学[M].北京:人民卫生出版社,2015.

⑧ 您了解我们眼睛的结构和功能吗？

　　我们把眼睛叫做眼球，顾名思义它像个球体。我们看到暴露在前面的部分，人们习惯叫黑眼珠和白眼珠。黑眼珠其实是透明的角膜，眼球里面虹膜的颜色被映射出来，显示为黑色的。在白种人中虹膜是蓝色的，我们看到的是蓝眼珠。

> 眼球主要由两部分组成：眼球壁和眼球里面的内容物[1]；眼球壁分外、中、内三层膜构成

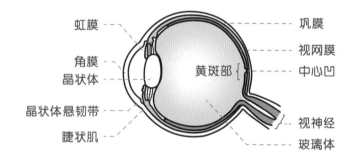

> 外层由前方透明的角膜和后方乳白色不透明的巩膜组成

- 角膜：眼球最前面的透明组织，正常情况下，角膜中央最薄，平均约为0.5毫米。

- 巩膜：就是平常俗称的"白眼珠"，它占眼球最外层的后六分之五。

> 中层从前到后由虹膜、睫状体和脉络膜构成

- 虹膜：为一圆盘形膜，虹膜中央有可变大变小的圆孔，被称为瞳孔（俗称"瞳仁"）。

第一章

第二章

第三章

第四章

第五章

第六章

第七章

第八章

第九章

第十章

第十一章

- 睫状体：人眼看近处的物体时，睫状体中的睫状肌收缩，使悬韧带放松，晶状体变凸，折射力增大，这就是晶状体的调节作用。

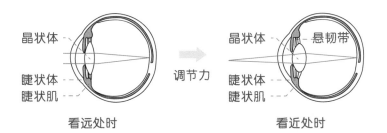

晶状体 ——

睫状体 ——
睫状肌 ——

看远处时

调节力

晶状体 ——   —— 悬韧带

睫状体 ——
睫状肌 ——

看近处时

看近处时，睫状肌收缩，晶状体增厚，
从而改变其曲折力，使外界光线聚焦在视网膜上。

- 脉络膜：富含丰富的血管，为眼球提供养分。还含有色素细胞，从而起到遮光作用，类似照相机的暗房。

内层为视网膜

- 其实是我们大脑神经组织向外的延伸，它是一个光电转换器。将外界进入的光信号在这里转化为电信号，电信号通过视神经等结构传入大脑进行分析处理。

眼球内容物

房水	无色透明液体，充满于眼睛的前部，起到营养角膜、晶状体及维持眼内压的作用。
晶状体	位于虹膜后表面和玻璃体前表面之间，富有弹性，是一个透明的双凸透镜。睫状肌的收缩与松弛通过悬韧带来带动整个晶状体增厚或变薄，从而改变其曲折力。
玻璃体	为无色透明的胶冻状物质，充满于晶状体和视网膜之间，有折光和支撑眼球的作用。光线经过这些结构才能到达视网膜，因而以上眼球内容物需要保持透明，否则光线无法完整透过到达视网膜。

参考文献

[1] 葛坚,王宁利. 眼科学[M]. 北京:人民卫生出版社,2015.

9 我们的眼睛有哪些附属器？

眼睛的周围还有一些附属器，具有保护、支持和运动眼球的作用，是眼睛发挥正常功能所必须的结构。它们包括：眼睑、结膜、泪器、眼外肌和眼眶[1]。

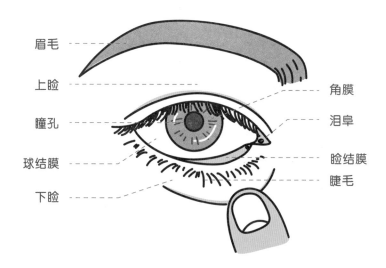

眉毛
上睑
瞳孔
球结膜
下睑
角膜
泪阜
睑结膜
睫毛

- 眼睑其实就是我们生活中说的眼皮，分为上睑（俗称"上眼皮"）和下睑（"下眼皮"），覆盖眼球前面，它能保护我们的眼球免受外界的损伤和防止刺眼的强光进入眼内。

- 结膜为一层连续的位于眼睑与眼球之间的透明薄层黏膜，分为睑结膜（覆盖于眼睑内面）、球结膜（覆盖于白眼珠表面）、穹隆结膜（介于睑结膜和球结膜之间），结膜中的腺体能够分泌黏液，润滑眼球表面。

- 泪器包括分泌泪液的泪腺和排泄泪液的泪道。

第一章

第二章

第三章

第四章

第五章

第六章

第七章

第八章

第九章

第十章

第十一章

清晰视觉的获得和维持，需要眼球表面覆盖一层稳定的泪膜，这离不开眼睑、结膜和泪器3个结构

- 通过眼睑的眨眼动作可以将泪液涂布在眼表，形成泪膜，而泪膜的成分绝大部分是这3个结构中的腺体或细胞分泌的。

- 人眼为了获得广阔的视野和立体像，双眼需要协调活动，这是由眼外肌的协同运动来控制的。每只眼睛有6条眼外肌，这6条眼外肌可以让眼睛内转、外传、上转、下转、内旋和外旋等，从而保证两个眼睛同时看到外界物像，再经过大脑的加工处理，形成我们的立体视觉。

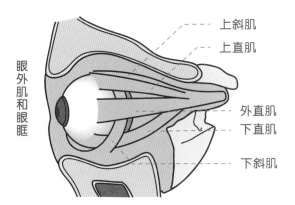

眼外肌和眼眶

上斜肌
上直肌
外直肌
下直肌
下斜肌

比如，通过两个眼睛的眼外肌配合，当看近处时，使双眼同时向内集合；当看远时，使双眼正位，从而使进入双眼的光线平行。

- 眼眶由7块骨组成，有4个壁：上壁、下壁、内侧壁和外侧壁。我们的眼球容纳其中，眼外肌也位于眼眶内。

  除了眼睛的附属器，眼睛周围还有一些起到保护作用的结构。比如睫毛，有异物时，睫毛可以提前感知到，做出闭眼的动作，防止灰尘、异物、汗水进入眼内，对角膜、眼球进行保护。还有眉毛，就像"屋檐"一样，当额头有汗水或雨水时，让水沿着脸的两旁和鼻子上流过，而不会直接流入眼睛里。

参考文献

[1] 葛坚,王宁利. 眼科学[M]. 北京:人民卫生出版社,2015.

10 孩子一生下来，眼睛的发育就完成了吗？

出生时，我们的眼睛还是半成品，属于"先天发育不全"，需"后天发育"不断完善。出生时眼睛处于远视状态，随着生长发育，眼球逐渐由小向大增长，眼屈光度数逐渐趋向于正视（不近视也不远视的状态），这个过程我们称为"正视化"。

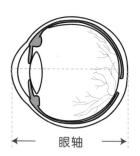

眼轴

眼球的生长有两个阶段

新生儿眼球的前后长度平均为16毫米，出生后第一年生长最快，从出生到3岁，眼轴长度（指眼球从前到后的长度）增加约5毫米，远视度数明显降低。3岁之后逐渐减慢，5~6岁时眼球大小接近成人。

眼球又有一较缓慢的增长阶段，正常情况下此期持续约10年或更长，在这一时间段，眼轴仅增加了约1毫米，屈光状态继续向着正视方向发展[1-2]。15~16岁时，眼球大小基本如成人：男性为（24.00±0.52）毫米左右，女性为（23.33±1.15）毫米左右，之后增长甚微[3]。

我国开展的"安阳儿童眼病研究"调查发现，小学生与初中生的眼轴长度随着年级的变化如下图：

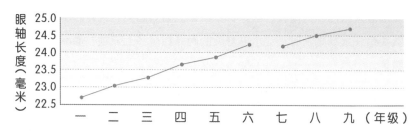

第一章

第二章

第三章

第四章

第五章

第六章

第七章

第八章

第九章

第十章

第十一章

- 小学时期眼轴长度的增长相对较快，初中时期眼轴长度的增长相对缓慢。如果不考虑眼的其他(角膜和晶状体)影响，眼轴增长过多过快的直接结果是近视。一般认为，近视度数每增加300度相应眼轴长度大约延长1毫米。孩子的视力也是逐渐提高的，并不是一出生视力就达到5.0（1.0）。儿童视力的发育，主要分两个方面，一个方面是视网膜的发育，另一个方面是屈光系统的发育。

家长在判断孩子视力是否正常时，一定要考虑孩子的年龄因素，正常情况下可以参考以下标准

年龄	视力
2~3岁	视力可达0.4左右
3~4岁	视力可达0.5~0.7
4~5岁	视力可达0.8~1.0
6岁或以上	视力可达1.0

家长可大概简单记忆：
正常视力标准为年龄乘以0.2。如果孩子视力低于这个标准，建议到专业眼科医院进行详细检查。

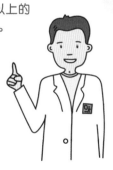

是正常的，孩子的视力是逐渐发育的，一般5岁以上的孩子才能达到1.0。

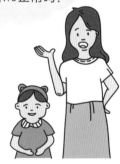

我孩子今年3岁，视力不到1.0正常吗？

参考文献

[1] Larsen JS. The sagittal growth of the eye. IV. Ultrasonic measurement of the axiallength of the eye from birth to puberty [J]. ActaOphthalmol (Copenh) ,1971, 4(96):873 - 886.

[2] Larsen JS. The sagittal growth of the eye. 3. Ultrasonic measurement of the posterior segment (axial length of the vitreous) from birth to puberty [J]. ActaOphthalmol (Copenh) , 1971, 4 (93) :441-453.

[3]CurtinBJ. The myopia-basic science and clinical mmlagement [J]. Philadelphia:Harper&Row, Publishers, 1985:3-59.

第三章

有关近视
您需要知道更多

近视主要表现为看近时清楚，看远时不清楚，给我们的生活带来诸多不便。本部分主要介绍什么是近视，近视都有哪些类型及其相关的概念。

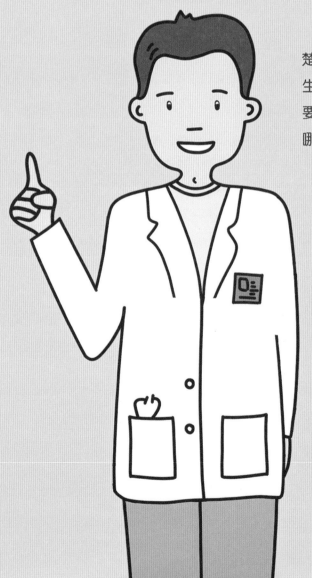

11　什么是近视？

在讲近视前，先要了解两个概念，一个是眼睛的屈光系统，另外一个是"调节"

- 在眼睛的结构中，我们已经知道了角膜、房水、晶状体、玻璃体等结构，人眼的屈光系统就是由这四部分构成的。它们都有共同的特点：无色、透明，便于光线通过。每个结构都有一定的折射力，将外界的发散光线汇聚到视网膜上。任何一个部分出现问题，都可能影响视力。

- 为了使不同距离的物体经眼屈光系统折射后在视网膜上呈现清晰的图像，需要调整好焦距，此过程即为调节。

在屈光系统的四个结构中，角膜、房水和玻璃体的折射力基本是固定的，而晶状体形如双凸透镜，可以通过睫状肌的收缩或松弛来改变晶状体的形状（变凸或变扁平），改变折射力进而准确调节外界不同距离的物体能够成像在视网膜上。这个过程与照相机调整镜头焦距类似。

知道这两个概念后，我们才能更好地理解近视的定义

- 近视是指在调节放松状态下，平行光线经眼球的屈光系统折射后不能聚焦在视网膜上，而聚焦在视网膜之前，在视网膜上形成不清楚的像，远视力下降[1]。

第一章

第二章

第三章

第四章

第五章

第六章

第七章

第八章

第九章

第十章

第十一章

正视眼

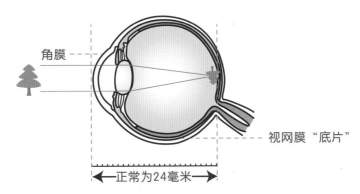

正视眼：外界物体的焦点在视网膜上

近视眼

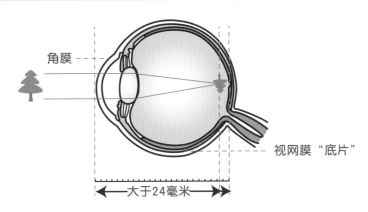

近视眼：外界物体的焦点在视网膜前

　　近视的孩子可以通过拉近视物距离，起到增加注视角度，扩大视觉效果的目的，使视网膜上的物像放大，因而看近时清楚，看远时模糊。

参考文献

[1] 葛坚,王宁利. 眼科学[M]. 北京:人民卫生出版社,2015.

12 近视的"生长"史?

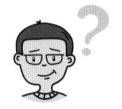

正常情况下，婴幼儿的屈光状态大部分都处于远视的状态。随着生长发育，逐渐趋于正视，该过程被称为"正视化"。然而，部分孩子随着眼睛的生长发育，从远视发育到正视后并没有停止，而是继续"生长"。

第一：孩子的眼睛从正视变成了近视

- 由于现代生活方式的改变，孩子近距离用眼时间长、负荷重，导致睫状肌持续收缩痉挛，晶状体不能放松，调节失衡。睫状肌的调节就像"弹簧"，如果用眼过度使睫状肌这个"弹簧"绷得太紧，使其一直处于高度紧张和持续的收缩状态，"弹簧"的弹性就会变差，看远的时候也无法放松，长期如此，正视"生长"成近视。

第二：近视度数的加深变为高度近视

- 如果真性近视后，家长对孩子不管不问任其发展，各种使眼睛疲劳的因素得不到缓解，孩子睫状肌持续收缩痉挛造成调节滞后，形成周边视网膜的远视性离焦（这种离焦状态被认为是促进近视度数不断增加的重要原因），使孩子眼轴长度持续增长，近视度数增高成为高度近视。

第一章

第二章

第三章

第四章

第五章

第六章

第七章

第八章

第九章

第十章

第十一章

第三：从高度近视发展为病理性近视

如果孩子是轴性近视，眼轴的延长得不到有效的控制，随着眼轴的不断伸长，导致视网膜和脉络膜变薄，出现各种眼底并发症，则成为病理性近视。可表现为脉络膜新生血管、黄斑萎缩、黄斑裂孔、视网膜下出血、视网膜变性和孔源性视网膜脱离等疾病，造成严重的、不可逆性的视力损害[1]。

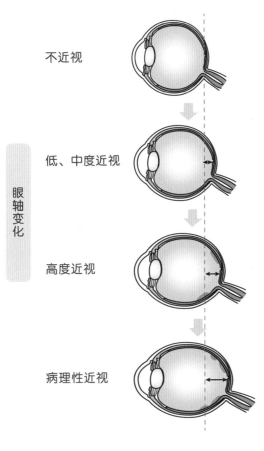

眼轴变化

不近视

低、中度近视

高度近视

病理性近视

近视的"生长"史：不近视发展为低、中度近视，低、中度近视进展到高度近视，高度近视发生眼底病理性改变成为病理性近视。

参考文献

[1] Saw SM, Gaszard G, Shih-Yen EC, et a1. Myopia and associated pathological complications[J]. OphthalmiePhysiol Opt, 2005, 25(5): 381-391.

13 近视是疾病吗?

疾病是指在一定病因作用下,自体调节紊乱,并引发一系列代谢、功能、结构的变化,从而表现出症状、体征和行为的异常。

- 关于近视是不是一种疾病的问题已经争论了很久,其实我们不能从某个层面上一刀切,更不能片面地来看待问题,我们需要辩证地了解近视的本质和它对我们的影响。

- 人类的进化已经超过了几万年,即使社会发展到现在,人类也依然处在进化的过程当中, "优胜劣汰"说明生存环境决定了人类的进化方向。

- 原始生活要求人们有良好的夜视力和远视力,而现代生活,人们更多的时间在从事阅读、看电脑等近距离用眼的工作,就需要增强调节能力来适应近距离视物工作的需要,这是人类进化的选择,从这个方面来看,单纯的轻度的近视,可以理解为调节能力增加的一种改变,不属于疾病的范畴。

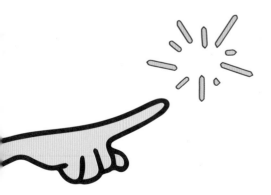

这种适应性变化也有一个适度的问题，如果眼轴增加，近视度数高，就不仅仅是"看不清楚"的问题了，同时会出现许多眼底病理性改变，这就属于疾病范畴了，因为这些眼病是可以致残致盲的[1-2]。

第一章

第二章

第三章

第四章

第五章

第六章

第七章

第八章

第九章

第十章

第十一章

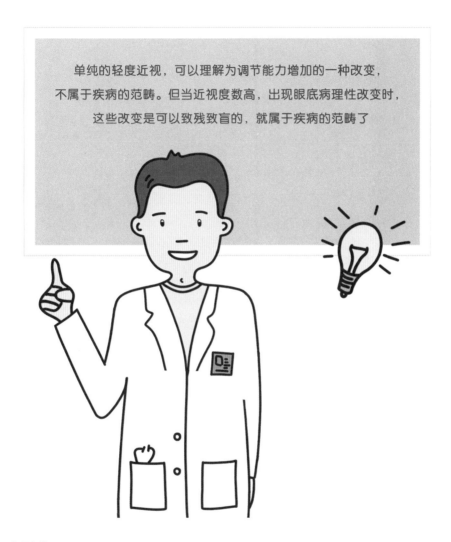

单纯的轻度近视，可以理解为调节能力增加的一种改变，不属于疾病的范畴。但当近视度数高，出现眼底病理性改变时，这些改变是可以致残致盲的，就属于疾病的范畴了

参考文献

[1] Saw SM, Gaszard G, Shih—Yen EC, et a1. Myopia and associated pathological complications[J]. OphthalmiePhysiol Opt, 2005, 25(5)：381—391.
[2] Vongphanit J, Mitchell P, Wang JJ. Prevalence and progression of myopic retinopathy in an older population[J]. Ophthalmology, 2002, 109(4):704-711.

14　近视是"现代病"吗？

古代就有很多诗句描述近视的类似症状

- 著名诗人白居易曾写过一首诗《眼暗》，说的很可能就是近视的痛苦：

> 早年勤倦看书苦，晚岁悲伤出泪多。
> 眼损不知都自取，病成方悟欲如何？
> 夜昏乍似灯将灭，朝暗长疑镜未磨。
> 千药万方治不得，唯应闭目学头陀！

- 南宋叶梦得在《石林燕话》中记载欧阳修："欧阳文忠近视，常时读书甚艰，惟使人读而听之。"

- 清朝有详细的记载，眼镜不仅在民间受欢迎，在宫中也受到追捧。诸如康熙、雍正皇帝、一些文臣都是近视，需要戴眼镜。

因而在古代，近视算是一种富贵病了。

20世纪80年代后，我国近视的患病率开始增加，这是由于随着我国经济的发展，知识性竞争的加剧和教育体系的改变,孩子更多更早地接触知识性教育[1]，从而使近距离用眼时间增加，而户外活动时间减少，这是造成近视的重要原因[2]。

国内外针对不同年龄段人群的近视患病率调查的研究也证实了社会经济发展水平与近视患病率显著相关，经济发达地区的近视患病率明显增加。

因此，儿童青少年近视是社会问题也是时代的产物。

第一章

第二章

第三章

第四章

第五章

第六章

第七章

第八章

第九章

第十章

第十一章

给孩子报什么
补习班？

学习任务已经够多的了，
还老想着报更多的补习班？

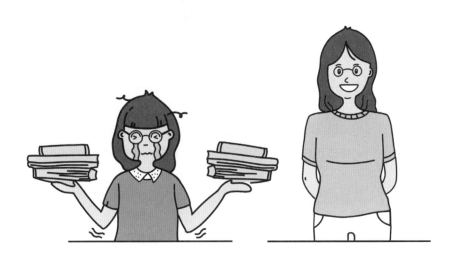

儿童青少年学习压力大、课后作业时间长，

孩子持续近距离用眼时间多、负荷重

参考文献

[1]Morgan IG, French AN, Rose KA. Intense schooling linked to myopia[J]. Bmj, 2018,361(k2248).

[2] Li S M , Li S Y , Kang M T , et al. Near Work Related Parameters and Myopia in Chinese Children:
the Anyang Childhood Eye Study[J]. PLOS ONE, 2015,10(8)：e0134514.

15　父母近视会遗传给孩子吗？

很多家长担心自己的近视会遗传给下一代。近视的确有一定的遗传因素[1-2]，不同类型的近视遗传概率不同：单纯性近视一般由于后天不良的用眼习惯造成，这种近视遗传概率很小，病理性近视遗传风险相对较大。

研究表明，同等条件下，与父母都不近视的孩子相比较：

- 父母单方近视的孩子，发生近视的几率高2.1倍
- 父母双方都近视的孩子，发生近视的几率就增长到了4.9倍

国外有调查发现：

- 父母均不近视的孩子，7岁时有7.3%发生了近视
- 父母单方近视的孩子，7岁时有26.2%发生了近视
- 父母均近视的孩子，7岁时有45%发生了近视

近视受遗传因素和环境因素的共同影响，父母双方均不近视，在后天用眼负荷过重的情况下，孩子也可能会发生近视。

如果父母双方均近视或单方近视，让孩子从小就树立科学用眼的意识，注意用眼负荷、增加户外活动等，孩子也可能不发生近视。

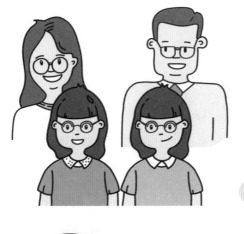

x4.9

父母双方都近视

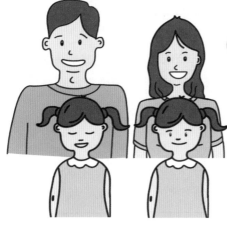

父母双方都不近视

第一章

第二章

第三章

第四章

第五章

第六章

第七章

第八章

第九章

第十章

第十一章

　　同等条件下，与父母都不近视的孩子相比较，父母单方近视的孩子，发生近视的几率高2.1倍；父母双方都近视的孩子，发生近视的几率就增长到了4.9倍。

参考文献

[1] Wu PC , Huang HM , Yu HJ , et al. Epidemiology of Myopia[J]. The Asia-Pacific Journal of Ophthalmology, 2016, 5(2):386-393.

[2] Jones LA ,Sinnott LT , Mutti DO , et al. Parental History of Myopia, Sports and Outdoor Activities, and Future Myopia[J]. Investigative Opthalmology& Visual Science, 2007, 48(8):3524-3532.

16　近视和屈光不正是一回事吗?

家长有时可能会遇到这种情况，带孩子去医院检查眼睛后，有的医生说孩子"近视"了，而有的医生说孩子是"屈光不正"，孩子到底是近视了还是屈光不正呢?

> 其实，这两种说法都没有错，屈光不正包括：近视、远视、散光和屈光参差，近视属于屈光不正的一种。

● 屈光不正就是指眼在调节放松时，外界光线通过眼的屈光系统折射后，不能在视网膜上形成清晰的物像，而在视网膜（即眼底）的前或后方成像[1]。

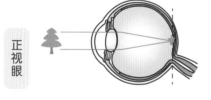

正视眼

平行光线的焦点在视网膜上

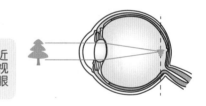

近视眼

平行光线的焦点在视网膜前

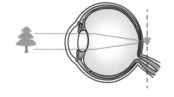

远视眼

平行光线的焦点在视网膜后

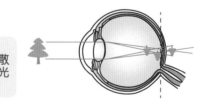

散光

平行光线在不同子午线上形成不同的焦点

这里同时讲一下这四个概念，帮助大家理解。

类别	详情
近视	在调节放松状态下，平行光线经眼球的屈光系统后聚焦在视网膜之前，前面已经介绍过了。
远视	是指平行光线经过调节放松的眼球折射后聚焦于视网膜之后的一种屈光状态。远视者看远、看近均不清晰。当远视度数较低时，可以利用自身的调节能力，将光线聚焦在视网膜上，从而获得清晰视力。但由于频繁过度使用调节，远视者视疲劳症状比较明显。 按远视度数可将远视分为： 　低度远视：远视度数小于300度。 　中度远视：远视度数在300~500度。 　高度远视：远视度数大于500度。
散光	是指平行光线进入眼内后，由于眼球在不同子午线上屈光力不等，不能聚集于一点（焦点），因此不能形成清晰的物像。
屈光参差	是指双眼的屈光度数不一样，度数差异超过2.50D（即250度）以上者，通常会因双眼接收到的物像在清晰度、大小、对比度等方面存在巨大的差异，双眼融像就会出现困难。

第一章

第二章

第三章

第四章

第五章

第六章

第七章

第八章

第九章

第十章

第十一章

家长需要注意的是由于眼睛的调节活动是双眼同时发生的，如果孩子的屈光参差未得到矫正，特别是远视屈光参差者，度数较高眼常处于视觉模糊状态，大脑容易抑制这个模糊信号，容易进展为弱视。

参考文献

[1] 葛坚,王宁利. 眼科学[M]. 北京:人民卫生出版社,2015.

17　我的孩子近视了，属于哪种类型的近视？

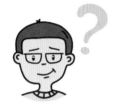

家长常有疑问：我家孩子的近视到底属于什么程度、属于哪种类型呢？下面就介绍一下近视的不同分类方法。按照不同的标准，近视有很多分类：

根据近视度数分类

- 低度近视：近视度数小于-3.00 D（即300度）

- 中度近视：近视度数在-3.00 D～-6.00 D（即300度～600度）

- 高度近视：近视度数大于-6.00 D（即600度）

根据屈光成分分类

- 轴性近视：眼轴长度超过正常范围，外界平行光线进入眼内聚焦于视网膜之前。通常成年人正常的眼轴长度为24毫米左右。

- 屈光性近视：眼轴长度正常或基本在正常范围内，多由于角膜或晶状体曲率过大，屈光力超出正常范围，而使外界平行光线进入眼内聚焦于视网膜之前。

根据眼部是否发生病理变化分类

- 单纯性近视：近视度数约在-6.00 D以内，眼底无病理性变化。

- 病理性近视：由于眼轴的不断增长，可出现程度不等的眼底病理性改变。

与正常人相比，病理性近视发生视网膜脱离、撕裂、裂孔、黄斑出血和新生血管的风险要大很多，这些病理性损害可造成视力损伤甚至失明[1-2]。

第一章

第二章

第三章

第四章

第五章

第六章

第七章

第八章

第九章

第十章

第十一章

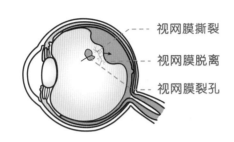

视网膜撕裂

视网膜脱离

视网膜裂孔

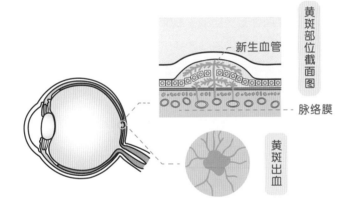

黄斑部位截面图

新生血管

脉络膜

黄斑出血

参考文献

[1] Vongphanit J, Mitchell P, Wang JJ. Prevalence and progression of myopic retinopathy in an older population. Ophthalmology, 2002, 109:704-711.
[2] Wong TY, Ferreira A, Hughes R, et al. Epidemiology and Disease Burden of Pathologic Myopia and Myopic Choroidal Neovascularization: An Evidence-Based Systematic Review[J]. American Journal of Ophthalmology, 2014, 157(1):9-25.e12.

18　近视度数的高低和视力的好坏是一回事吗?

近视度数的高低和视力好坏尽管有一定的联系，但度数和视力并不是一一对应的。

- 有很多家长很关注孩子的视力情况，常常将裸眼视力（不戴眼镜的视力）作为最重要的监测指标，但是对于近视的孩子来说仅仅关注孩子的裸眼视力是不够的，同时应该关注孩子近视度数的变化。

- 视力在一定程度上受到孩子眼睛调节能力的影响，同等屈光状态下，调节能力强的孩子裸眼视力可能会好一些，而调节异常时可导致视力下降。通常通过视力检查来判断视力的好坏。视力检查是主观检查，与被查者检查时的精神状态、检查时的环境和所用的视标都有一定关系，这也是视力检查出现波动的原因。

- 例如近视的孩子检查视力的时候喜欢眯眼，眯眼产生的"针孔效应"造成虚假的较好视力，掩盖了孩子真正的视力情况。

- 验光的结果可以显示近视度数的高低，散瞳后检查的验光结果是客观的，不受环境、情绪因素的影响，反映了孩子准确的近视度数，是显示孩子近视的程度、监测近视进展的较好指标[1]。但散瞳验光检查属于医疗行为，只能到医疗机构进行。

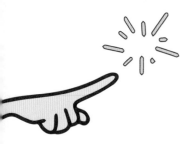

第一章

第二章

第三章

第四章

第五章

第六章

第七章

第八章

第九章

第十章

第十一章

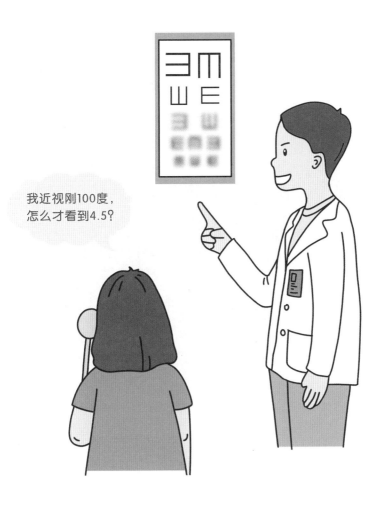

我近视刚100度，怎么才看到4.5？

　　近视度数的高低和视力好坏尽管有一定的联系，但度数和视力并不是一一对应的。

参考文献

[1] Morgan IG, Iribarren R, Fotouhi A, et al. Cycloplegic refraction is the gold standard for epidemio-logical studies[J]. ActaOphthalmologica, 2012, 93(6):581-585.

第四章

近视早发现
蛛丝马迹有处寻

近视发生前并不是"悄无声息"的，孩子会表现出一些早期症状。在日常生活中，家长一旦发现孩子有这些表现，应及时带孩子到医院检查。本部分将介绍近视发生前的一些早期症状、判断孩子近视的方法等。

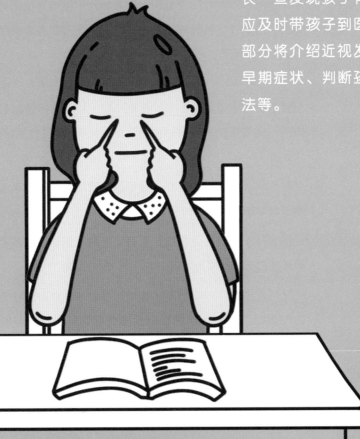

19 　如何能够尽早发现孩子的近视问题？

　　我们经常会遇到孩子第一次去医院检查眼睛时，发现近视度数已经比较高，家长后悔莫及。那么，如何能够尽早发现孩子的近视问题呢？

下面介绍一些近视的常见早期症状[1]

- **看远模糊**：孩子反映看不清黑板上写的字迹，或常常抱怨屋子里的光线太暗。

- **看远处时经常眯眼**：这是因为眯眼时上下眼皮可以遮挡部分瞳孔，形成了"针孔效应"，从而提高了物像的清晰度，视力也得到了改善。

- **写作业眼睛贴得近**：孩子写作业或看东西时眼睛贴得很近；反映看书时感觉字迹重影、浮动不稳；以及在看远处后低头看近，或看近处物体后抬头看远时，出现短暂的视物不清的现象。

- **频繁眨眼**：频繁地眨眼在一定程度上可以缓解视物不清的症状，暂时提高视力。

- **经常皱眉**：一些患近视的儿童有皱眉的习惯，这是他们试图改善视力的一种方法。

- **经常歪着头看物体**：歪着头看物体可以减少散射光线对其视力的影响。当发现孩子经常歪着头看物体时，也可能是斜视、眼球震颤等引起。

● 看东西时斜视：部分患近视的孩子常会合并有外斜（即当孩子一只眼睛向前看时，另外一只眼睛会不自主地向外侧看）的习惯，家长也应注意。

第一章

第二章

第三章

第四章

第五章

第六章

第七章

第八章

第九章

第十章

第十一章

如何早发现
孩子的近视？

关注孩子以下表现：
写作业或看东西时眼睛贴的很近；
看不清黑板上的字;看远处眯眼；
经常皱眉、歪头看东西。

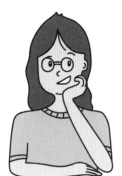
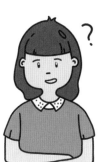
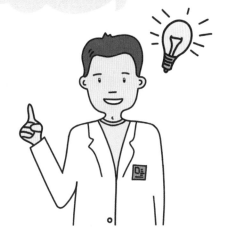

参考文献

[1] 余新平.孩子近视父母可以早发现[J]. 医药与保健, 2013(8):36-37.

20 孩子看东西老眨眼，是近视了吗？

孩子眨眼的原因有很多，不同年龄段的孩子眨眼的原因也多有不同。

如果孩子已经上小学或中学，眨眼可能是因为眼睛疲劳引起

如果孩子还在幼儿园阶段，眨眼可能更多的是由于过敏或倒睫所引起

有的孩子眨眼，在经过一系列眼部检查后并无任何异常，可见于儿童模仿他人眨眼，经过家长的教育后，患儿眨眼症状很快就会消失。

眨眼可见于近视、眼部疾患、神经系统疾患、营养不良等情况，家长要区别对待。

1 近视

孩子刚开始发生近视的时候，眼睛会动用调节去看清物体，长时间下来，眼睛很容易疲劳，因此就会通过眨眼或揉眼来缓解疲劳，使得视力暂时上升。也可能出现眯眼的情况，因为眯眼时眼睑可以遮挡部分瞳孔，减少光线的散射，从而使得看东西相对清楚。

2 干眼

由于泪液质或量异常或动力学异常，导致泪膜稳定性下降，造成眼部不适，也可能出现眨眼的症状。

第一章

第二章

第三章

第四章

第五章

第六章

第七章

第八章

第九章

第十章

第十一章

3   倒睫

可引起孩子眨眼，睫毛的生长方向发生异常，睫毛倒向并接触到眼球表面，孩子感觉磨、痛等不适因此不断眨眼。

4   眼部疾患

比如结膜炎，会出现难以自控的经常眨眼且伴有不同程度的眼红。

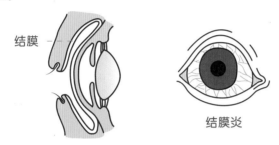

结膜

结膜炎

综上所述，许多原因可引起眨眼的现象，如果眨眼过于频繁，要及时到医院就医，积极寻找病因，给予适当治疗。

孩子看东西老眨眼，首先警惕是不是近视了，刚发生近视的孩子，会通过眨眼来缓解疲劳，使得视力暂时上升。另外倒睫、干眼等也可能引起眨眼。

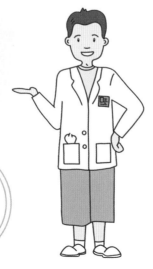

警惕
近视

21 常用的判断孩子"近视"的方法有哪些？

生活中，家长发现孩子有近视的常见早期症状后，应及时带孩子去医院检查。

> 常用的判断孩子"近视"的检查有如下几种[1]

- 视力检查：视力检查是发现近视的第一步，通过视力检查，可以迅速地将可疑近视者与正常人区别开。简单来说，视力检查是自上而下，由大至小，逐级将较小视标指给被检查者看，直至查出能清楚辨认的最小一行视标，孩子读出每个视标的时间不得超过5秒。需要注意的是判定学龄前儿童视力检查结果是否正常必须考虑年龄因素，正常参考标准见第10问。

- 睫状肌麻痹验光检查：睫状肌麻痹验光即通常所说的散瞳验光，是国际公认的诊断近视的金标准。建议12岁以下，尤其是初次验光，或有远视、斜（弱）视和较严重散光的儿童进行睫状肌麻痹验光检查，确诊近视需要配镜的儿童需要定期复查验光。

- 眼底检查：无论是哪种类型的近视，都应该检查一下眼底。这个方法可初步估计近视的严重程度，单纯性近视或轻度近视眼底一般是正常的[2]。如果发现视网膜有近视病变如视盘旁萎缩弧、豹纹状眼底等应进行定期随访。

除此之外，还有一些特殊的检查来协助确诊近视、判定近视的程度、预测近视的危害以及评估近视并发症治疗的效果等。

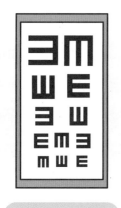

视力检查

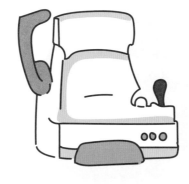

睫状肌麻痹验光检查

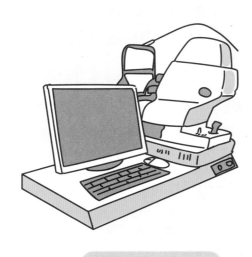

眼底检查

第一章

第二章

第三章

第四章

第五章

第六章

第七章

第八章

第九章

第十章

第十一章

参考文献

[1]国家卫生健康委员会.《近视防治指南》[S].2018.

[2]郭寅,唐萍,吴敏,等.青少年高度近视患眼眼底特征及其与屈光状态的相关性[J].中华眼底病杂志,2016,32(6):628-632.

22　如何为孩子测量视力？

　　视力是指眼睛能够分辨外界两个点之间的最小距离的能力，简单说就是分辨物体形状大小的能力。

　　视力检查简单易操作，家长应掌握视力检查，经常为孩子测量视力。这里大致介绍一下视力检查的规范和流程[1]。

　　首先，认识视力表，视力检查较为常用的是标准对数视力表（远用）。标准对数视力表应该符合GB11533标准（一般视力表上都会有这个标注）要求[2]，还应拥有"5分记录法"相关标注，具备产品合格证。视力检查的距离是5米，或在2.5米处立一面垂直的镜子，以确保经反射后的总距离为5米。视力表5.0行与受检者的双眼等高。视力表应避免阳光或强光直射，照明力求均匀、恒定、无反光、不眩目。一般3岁以上的孩子均可以用成人的"E"字视力表，3岁以下的孩子可以使用儿童图形视力表，测定方法和"E"字视力表一样。

　　检查须两眼分别进行，先右眼后左眼。用遮眼板遮盖孩子其中的一眼，提醒孩子不要压迫眼球，也不能通过遮盖板的缝隙偷看，以免影响视力检查的结果。检查时用指示杆从最大一行视标开始，如能辨识，则从大到小，自上而下逐行检查，要求孩子在5秒内说出或用手势表示该视标的缺口方向，孩子说对的最后一行视标所表示的视力即为孩子该眼的视力。需要注意的是视力检查是心理物理检查，需要结合心理精神状况考虑结果的真实性，所以检查时要让孩子身心放松，不能太紧张。

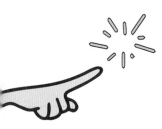

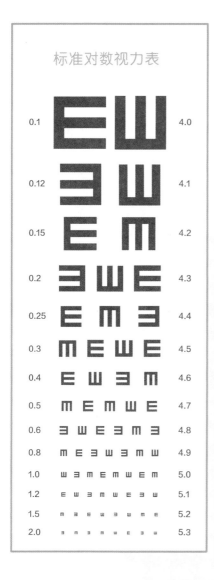

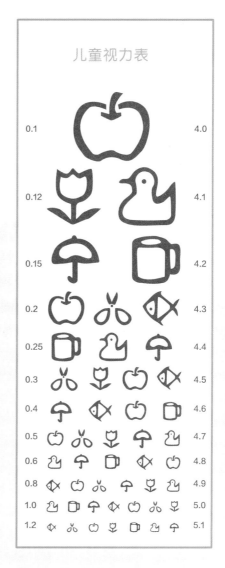

第一章

第二章

第三章

第四章

第五章

第六章

第七章

第八章

第九章

第十章

第十一章

参考文献

[1]儿童青少年近视普查工作流程专家共识 (2019) [S].中华眼视光学与视觉科学杂志, 2019, 21(1): 1-4.

[2]中华人民共和国卫生部. GB/T 11533-2011 标准对数视力表[M]. 北京: 中国标准出版社, 2011.

23　孩子多久做一次视力筛查合适？

眼睛发育有两个快速阶段：第一个阶段是6岁以前，这是视觉发育敏感期；第二个阶段是12～15岁[1-2]。

许多学龄前儿童由于年龄小，常常不会表达看不清楚东西的感受，家长往往很难发现孩子的视力问题。而学龄期儿童由于近视早期的症状不够明显或孩子对轻度的模糊症状不以为然，不向家长反映，使近视不能及早发现。

因此，给孩子定期做视力检查，就成为早期发现儿童近视或其他眼病最重要和最有效的手段。

那么，我们应该多长时间给孩子做一次视力检查呢？	
6个月	理想状态下，正常出生的宝宝，在6个月左右的时候应到医院进行屈光筛查，如果宝宝屈光状态正常，可以每隔6个月左右做定期检查。 早产儿因为视网膜尚未发育完全，可能发生独特的早产儿视网膜病变。 因此，出生后几周，就应进行视网膜检查，之后还得定期追踪，并在6个月时进行屈光筛查。
3岁左右	3岁左右，家长应该开始教孩子认识视力表，每6～12个月定期检查视力和屈光度。家长应把孩子每次的视力及验光报告保存好，根据时间建立孩子专属的屈光档案，以便随时观察屈光度和视力的变化情况，屈光档案的建立对近视和弱视的儿童尤为重要。

第一章

第二章

第三章

第四章

第五章

第六章

第七章

第八章

第九章

第十章

第十一章

6～18岁

建议每6～12个月检查一次视力，戴眼镜的孩子大约每12个月进行一次散瞳验光。这个年龄段，孩子的学习压力增加，开始大量的近距离阅读学习，户外活动时间减少，因此是近视发生发展的"重灾区"。

如果家长发现孩子近期出现了喜欢眯眼看东西、频繁眨眼、揉眼睛、歪头等症状，应及时带孩子到正规医院查视力和验光。一旦确诊近视，应进行科学的矫正，根据医师建议选择配戴合适的眼镜。

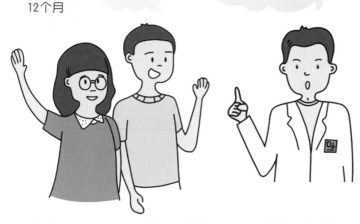

你们多久去医院检查一次眼睛？

6个月

12个月

儿童青少年（6～18岁），建议每6~12个月检查一次视力，戴眼镜的孩子大约每12个月进行一次散瞳验光。

参考文献

[1]王瑞卿，周翔天，吕帆.人眼和动物眼视觉系统发育的正视化过程研究进展[J].眼视光学杂志，2005,7(1):67-70.

[2] Larsen JS. The sagittal growth of the eye. IV. Ultrasonic measurement of the axiallength of the eye from birth to puberty[J]. ActaOphthalmol (Copenh) , 1971, 4 (96) :873 - 886.

24　如何判断孩子是真的近视了 还是"假性近视"（调节性近视）？

生活中人们所说的"假性近视"是指由于用眼过度，睫状肌痉挛，过度调节导致的远视力下降，确切地讲是一种"调节性近视"。为方便理解，我们接下来的讲解中仍会沿用"假性近视"这一名词。

一般来说，如果孩子反映看物体模糊，家长首先想到的就是近视，常见的解决方法就是带孩子去眼镜店配一副眼镜。

事实上，有一部分孩子是"假性近视"，而患"假性近视"的孩子是不需要配戴眼镜的，若"假性近视"患儿长期配戴眼镜，反而容易造成真正的近视。

那么如何区分近视和"假性近视"呢？

最有效的方法是去医院进行睫状肌麻痹后的验光，即散瞳验光。

通过比较使用睫状肌麻痹剂（如阿托品凝胶）前后的屈光度数，可以判断孩子是近视还是"假性近视"[1-2]。

第一章

第二章

第三章

第四章

第五章

第六章

第七章

第八章

第九章

第十章

第十一章

如用药前屈光度数符合近视的判定标准，用药后近视消失，成为正视或远视，则为"假性近视"；

如用药后近视屈光度数不变或度数降低小于0.50D（50度），则为近视。

还有一种情况介于上述两者之间，即用药后近视屈光度有所降低（降低50度或更多），但仍有近视症状，则为混合性近视，即"假性近视"和近视共同存在[3]。

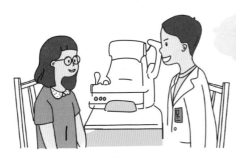

散瞳前，你近视度数是300度。

不散瞳

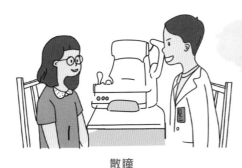

散瞳后，你近视度数是200度。

散瞳

参考文献

[1] Fotedar R, Rochtchina E, Morgan I, et al. Necessity of cycloplegia for assessing refractive error in 12-year-old children: a population-based study[J]. Am J Ophthalmol,2007,144(2):307-309.

[2] Lin Z, Vasudevan B, Ciuffreda KJ, et al. The difference between cycloplegic and non-cycloplegi-cautorefraction and its association with progression of refractive error in Beijing urban children[J]. Ophthalmic Physiol Opt,2017,37(4):489-497.

[3]褚仁远. 眼病学[M]. 北京:人民卫生出版社, 2011.8.

25 孩子发生"假性近视"(调节性近视)了,该怎么办?

首先,家长应该明确,如果孩子的眼睛完全是"假性近视",是不需要配戴眼镜的,否则容易造成真正的近视。

混合性近视患儿在配镜时,应该进行睫状肌麻痹后的验光,否则配的眼镜度数可能会高于孩子准确的近视度数,反而会加重睫状肌的调节负担,长期如此,造成近视度数增加。

"假性近视"提示孩子处于近视的"边缘",更应注意预防近视的发生。"假性近视"(调节性近视)的预防和治疗主要是放松调节,缓解眼疲劳,达到"治假防真"的目的。

目前,常用的方法主要是改变用眼行为

- 不要长时间近距离用眼,每次近距离用眼30~40分钟后应眺望或闭眼休息5~10分钟。

- 阅读和写字时眼睛和书本应距离一尺(33厘米)、胸前与桌子的距离应约一拳(6~7厘米)、握笔的手指与笔尖应距离一寸(3.3厘米)。

- 不要躺着或在走路时看书,不要歪头看书。不要在光线不好的环境中阅读,注意自然光线强度和保证室内充足的照明。

- 增加户外活动时间,提倡每天进行2小时以上的户外活动,在开阔的室外活动有利于孩子视疲劳的减轻[1-2]。

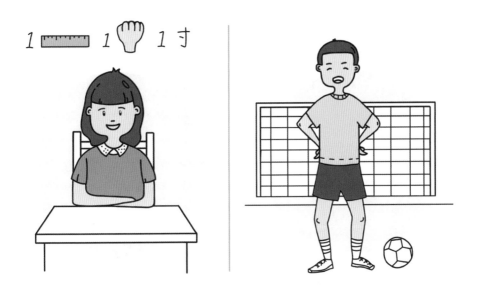

不要长时间近距离用眼；增加户外活动；遵守"一尺、一拳、一寸"的原则

第一章

第二章

第三章

第四章

第五章

第六章

第七章

第八章

第九章

第十章

第十一章

参考文献

[1]He M , Xiang F , Zeng Y , et al. Effect of Time Spent Outdoors at School on the Development of Myopia Among Children in China: A Randomized Clinical Trial[J]. JAMA: Journal of the American Medical Association, 2015, 314(11):1142-1148.
[2]Li SM, LiH, LiSY, et al. Time Outdoors and Myopia Progression Over 2 Years in Chinese Children: The Anyang Childhood Eye Study[J]. Investigative Opthalmology& Visual Science, 2015, 56(8):4734-4740.

第五章

高度近视致盲
并非危言耸听

高度近视相关的眼底病变已成为我国导致视力残疾的重要原因之一，本部分将介绍高度近视和病理性近视者生活中应该注意的事项、造成的危害和相关并发症的治疗措施。

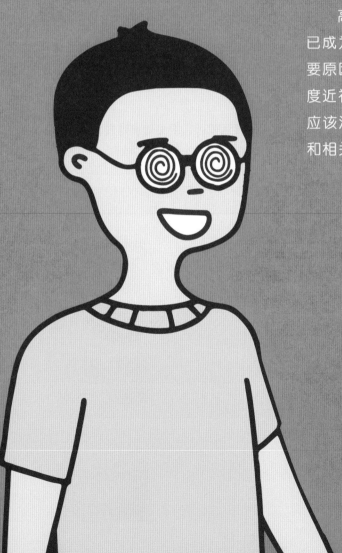

26 高度近视和病理性近视者，生活中需要注意什么呢？

前面已经介绍过，高度近视是指近视度数大于600度，通常眼轴长度大于26毫米，随着近视度数的增加，眼轴不断被拉长，导致视网膜和脉络膜的变薄，眼底出现病理性改变，则称为病理性近视。

如果把眼睛比喻成一个气球，一直往气球里面吹气，气球会增大变薄，当变薄的气球超过一定限度后，气球质量则出现问题，眼睛也类似。

当近视度数发展到高度近视后，眼轴增长过多，眼底"耐受力"减弱，易发生各种眼底并发症。

生活中，高度近视和病理性近视者应特别注意以下几个方面

- 生活中要注意避免剧烈活动、震动，以及外力碰击眼球，以免发生视网膜撕裂、脱离等眼底疾病。

- 尽量避免剧烈冲击性头部运动，如跳水、举重、过山车等。

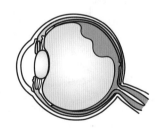

视网膜脱离

我们经常会遇到这样的情况：高度近视和病理性近视者虽然已经成年，但是近视度数可能还在以比较快的速度增加，因此即使已经成年，高度近视和病理性近视者也应注意用眼习惯，避免过度用眼，使眼睛"劳逸结合"，得到适当的放松。

另外，建议高度近视和病理性近视者每3～6个月到医院做一次全面的眼科检查，并长期随访。

由于眼球不断增长，眼球的后部向后突，视网膜被牵引、变薄，可能引起视网膜的多种病变[1-2]。

如果在生活中，眼睛突然出现眼前黑影、闪光感、视物变形、视力下降，即使配戴了度数合适的眼镜，还是看不清楚等症状，一定要及时到医院就诊。

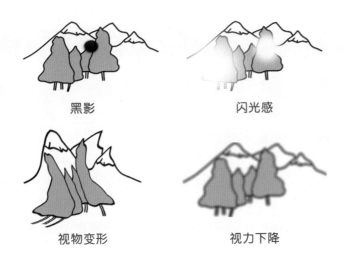

黑影   闪光感

视物变形   视力下降

建议每3～6个月到医院做一次全面的眼科检查，并长期随访；眼睛突然出现眼前黑影、闪光感、视物变形、视力下降，一定要及时到医院就诊。

参考文献

[1] Saw SM, Gazzard G, Shih-Yen EC, et al. Myopia and associated pathological complications[J]. Ophthalmic Physiol Opt, 2005, 25(5): 381-391.

[2] VongphanitJ , Mitchell P , Wang JJ . Prevalence and progression of myopic retinopathy in an older population[J]. Ophthalmology, 2002, 109(4): 704-711.

第一章

第二章

第三章

第四章

第五章

第六章

第七章

第八章

第九章

第十章

第十一章

27 医生说病理性近视可以致盲，是真的吗？

通常人们认为，近视是一种常见的眼病，高度近视只是近视度数比较高而已，只要戴上眼镜就能缓解，不会把它与严重的眼底病联系在一起，更不会想到病理性近视患者可能会因严重的眼底并发症而成为盲人。

前面的问题已经介绍了病理性近视的概念，其特点为

- 眼轴进行性延长

- 近视度数逐年增高

- 眼球后段扩张

- 伴视网膜、脉络膜变化从而引起视功能障碍

本病因伴有各种并发症，严重影响视功能，故称病理性近视。病理性近视眼底损害的发病机制大部分与眼轴增长有关[1-2]，临床表现也多种多样。

- 豹纹状眼底：由于视网膜变薄，眼底略呈暗灰色，橘红色大血管层血管暴露，使眼底呈豹皮样。

- 玻璃体液化混浊：出现眼前黑影、闪光感等症状。

- 后巩膜葡萄肿：眼球后段巩膜过度延伸，后极部可发生局限性扩张，形成后葡萄肿。

- 周边部视网膜囊样变性及格子样变性。

第一章

第二章

第三章

第四章

第五章

第六章

第七章

第八章

第九章

第十章

第十一章

● 黄斑病变：黄斑是眼底最重要的一个解剖部位，眼轴过度增长导致脉络膜的出血，即黄斑出血；黄斑萎缩后呈现漆裂纹样损害，黄斑裂孔也是较为常见的病变。

很多病理性近视的人，即使配戴眼镜矫正，视力也很难达到正常标准。如果出现了病理性近视的并发症如黄斑出血、视网膜脱离等，可使视力突然进一步损害，严重者甚至失明。

病理性近视眼底病变目前仍属于疑难病症，治疗较为棘手。

因此，预防近视的发生和发展，避免近视度数的过高过快增长尤为重要。高危患者应注意日常生活中，要坚持定期检查，配合医生进行积极治疗。

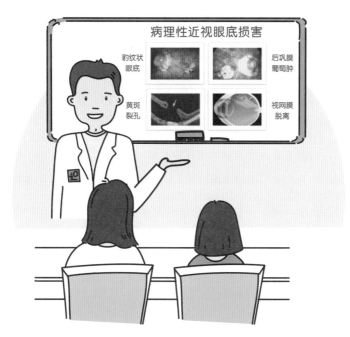

参考文献

[1] Wong TY, Ferreira A, Hughes R, et al. Epidemiology and Disease Burden of Pathologic Myopia and Myopic Choroidal Neovascularization: An Evidence-Based Systematic Review[J]. American Journal of Ophthalmology, 2014, 157(1):9-25.e12.
[2]Saw SM, Gaszard G, Shih-Yen EC, et a1. Myopia and associated pathological complications[J]. OphthalmiePhysiol Opt, 2005, 25(5):381-391.

28　病理性近视及相关并发症该如何治疗？

> 病理性近视者随年龄增长，近视度数不断加深，眼轴不断增长，后巩膜葡萄肿不断进展，从而造成严重的、不可逆性的视力损害。

目前的手术治疗方式主要是后巩膜加固术[1]。

后巩膜加固术是一种应用异体／自体的生物材料或人工合成材料加固眼球后极部巩膜，来阻止或缓解近视增长的手术方式。

后巩膜加固相当于在眼球的后方"打补丁"，将一些巩固的材料紧贴在眼球后巩膜上，通过融合作用，使眼球壁加固，因此叫后巩膜加固手术，也叫后巩膜增强手术。

可以使原来较薄弱的眼球壁变厚、变牢，抵抗力增强，眼球因此不再扩张，眼轴不再拉长，这样就能延缓近视度数的增高。

此外，后巩膜加固术可增加眼球供血量，加强眼部的血液循环，改善眼底功能，有助于延缓严重并发症的出现。

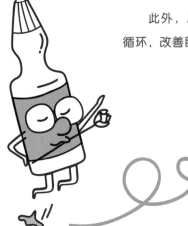

第一章

第二章

第三章

第四章

第五章

第六章

第七章

第八章

第九章

第十章

第十一章

针对眼底改变及并发症的治疗措施[2]	
激光光凝治疗	对中高度近视伴周边视网膜裂孔、变性和（或）玻璃体牵引，或对侧眼已出现视网膜脱离的患者，可予以预防性视网膜激光治疗以避免视网膜脱离的发生。
光动力学治疗	光动力学治疗对治疗病理性近视的黄斑区脉络膜新生血管有一定疗效。
抗血管内皮生长因子治疗	脉络膜新生血管的发生是病理性近视视力丧失的主要原因。抗血管内皮生长因子治疗药物可以使玻璃体腔内血管内皮生长因子的浓度下降，从而使脉络膜新生血管减退。

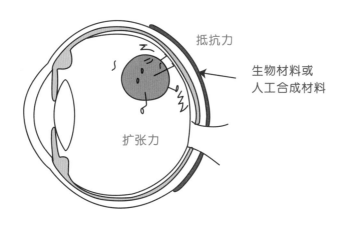

后巩膜加固术：应用生物材料或人工合成材料加固眼球后极部巩膜，加固眼球壁，延缓后巩膜葡萄肿的进展

参考文献

[1] Gerinec A, Slezakova G. Posterior scleroplasty in children with severe myopia[J]. BratislLekListy, 2001, 102(2): 73-78.

[2]国家卫生健康委员会.《近视防治指南》[S]. 2018.

第六章

有关验光配镜
那些事

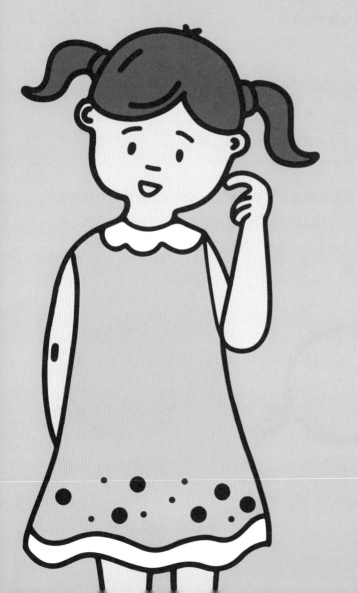

　　配戴框架眼镜是矫正近视最常规的方法，本部分将介绍如何为孩子验配一副清晰、舒适的眼镜，以及对验配过程中家长的疑惑和如何正确使用框架眼镜等问题给予解答。

29 为什么验配眼镜需要"散瞳"？

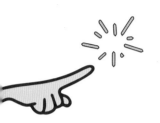

家长带着孩子到医院验配眼镜的时候，医生通常会让这些孩子去做"散瞳验光"检查，家长可能会感到疑惑，孩子已经确诊为近视，为什么验配眼镜还要散瞳验光？

有些家长或孩子害怕点散瞳药，希望医生可以省略散瞳环节，直接配眼镜。

这种做法是不可取的。

由于儿童、青少年的睫状肌有较强的调节功能，长时间近距离用眼可造成睫状肌持续收缩、痉挛，若此时直接验光，易导致验光结果存在偏差。

散瞳验光就是睫状肌麻痹验光，通过麻痹睫状肌而使调节功能减弱，检查出孩子真正的屈光度数。以此结果为基础，综合判断孩子的眼位、调节、集合功能等，才能为孩子验配一个合适的眼镜。

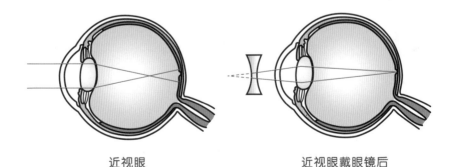

近视眼　　　　　　　　　　　近视眼戴眼镜后

第一章

第二章

第三章

第四章

第五章

第六章

第七章

第八章

第九章

第十章

第十一章

儿童、青少年如配戴在非睫状肌麻痹状态下验光所配的眼镜，可能会出现远视者配戴的眼镜度数过低，而近视者戴上度数过高的眼镜的情况。而配戴度数偏高的眼镜会使眼睛的睫状肌持续处于高度紧张状态，使视疲劳加重，导致近视进展加快。这也是很多小朋友抱怨戴了眼镜，眼睛反而更加难受的原因之一。

因此，睫状肌麻痹是儿童、青少年配镜前必不可少的一步[1-2]。

散瞳让眼睛的调节减弱
才能知道你们准确的近视度数
才能配一个合适度数的眼镜

叔叔，配眼镜为什么
还要散瞳？

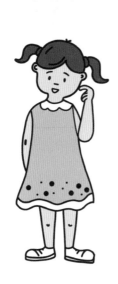
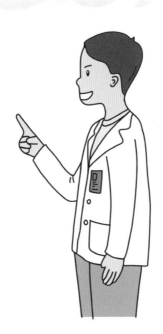

参考文献

[1]褚仁远,赵家良.儿童青少年屈光不正诊治应以睫状肌麻痹下验光结果为基准[J].中华眼科杂志,2019,55(2): 86-88.
[2]中华医学会眼科学分会眼视光学组.儿童屈光矫正专家共识 (2017) [J]. 中华眼视光学与视觉科学杂志,2017,19(12):705-710.

30　在医院"散瞳"分快散和慢散，该如何为孩子选择呢？

散瞳分为快速散瞳（简称为"快散"）和慢速散瞳（简称为"慢散"）两种类型 [1]。一般认为 12 岁以下的儿童都需要做散瞳验光检查。

此外，由于7岁以下的儿童睫状肌的调节力更强，普通的快速散瞳药无法使眼睛睫状肌达到充分放松的状态，则需要用阿托品这种放松效果更强的散瞳药物来减小眼睛调节对散瞳效果的影响。

下面详细介绍一下"慢散"和"快散"的方法[2]。

慢散

指用1%阿托品眼用凝胶滴眼后进行散瞳验光的方式。

用这种方式散瞳通常需要在家用阿托品滴眼2～3次/天，连用3天，在第4天到医院做验光检查（初次验光）。对于内斜视的儿童，1～2次/天，连用5天。复验时间为第21～28天（从初次验光检查日开始计算）。之所以被称为慢散，是因为阿托品药效持续时间大约是3周，瞳孔在散瞳后第21天左右才能恢复。

慢散适用于7岁以下睫状肌调节力较强的儿童，尤其是远视和斜弱视的儿童的首选是使用阿托品眼用凝胶散瞳。

快散

指用复方托吡卡胺滴眼液滴眼后进行散瞳验光的方式。

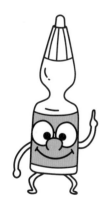

第一章

第二章

第三章

第四章

第五章

第六章

第七章

第八章

第九章

第十章

第十一章

点药频率为每隔10～20分钟点眼一次，连续3次，同时指压泪囊处不让药液流到鼻腔，最后一次点眼的30～40分钟后进行验光。这种方法之所以被称为"快散"，是因为瞳孔不仅散开快，恢复原状也快，药效一般持续时间为6～8小时。

快散适用于12～40岁人群，临床上可用于7～12岁近视儿童的散瞳验光。

还有一种常用的散瞳药为1%盐酸环喷托酯滴眼液，持续时间介于复方托吡卡胺滴眼液与1%阿托品眼用凝胶之间，大约3天，可考虑作为不能使用阿托品眼用凝胶时的替代，以及用于7～12岁近视儿童的散瞳验光。

1%盐酸环喷托酯滴眼液的使用频率为每隔20分钟点眼一次，连续2次，1小时后验光。第2次的复验时间为点眼后第3天～1周内。

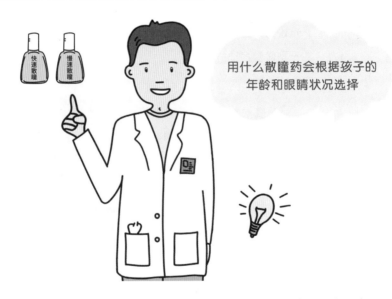

用什么散瞳药会根据孩子的年龄和眼睛状况选择

阿托品眼用凝胶适用于7岁以下的近视儿童；1%盐酸环喷托酯滴眼液可用于7～12岁近视儿童的散瞳验光；复方托吡卡胺滴眼液适用于12～40岁人群，临床上可用于7～12岁近视儿童的散瞳验光。

参考文献

[1] 孔庆健, 徐维俭. 屈光不正患儿散瞳检影:托吡卡胺与阿托品比较研究[J]. 眼科新进展,2000,20(1):67-68.

[2]国家卫生健康委员会.《近视防治指南》[S]. 2018.

31 怎样才能验配一副适合孩子的眼镜？

　　验光配镜不是小事，许多孩子戴了度数不合适的眼镜，不仅容易发生视疲劳，还会加深近视程度。规范的医疗机构，采用的是医学验光，由具备专业资质的验光师进行操作，整个过程复杂且手法专业。而有些验配眼镜的地方，往往采用电脑验光代替，过程虽然简单、快速，但一般度数误差较大。

　　我们应该从验光师水平、是否具备合适的验光室和验光设备方面进行考量，选择合适的验配机构，为孩子验配一副度数合适的眼镜。

　　验配度数准确的眼镜需要经过正确的医学验光过程，因此验光师的水平是非常重要的影响因素。如果操作不规范，再先进的验光设备也难免出现验光数据的误差。合格的验光师需要经过正规的职业培训，再经过一段时间的实习操作，并通过相关职业鉴定机构举办的考试，合格后方能持证上岗。

　　合适的验光室和满足医学验光所需的设备也是必不可少的。

所需的验光设备包括：

- 视力表灯箱或视力表投影仪
- 电脑验光仪
- 检影镜
- 综合验光仪
- 焦度仪
- 镜片箱
- 试镜架

家长可能对以上验光师和验光设备了解较少，因此建议去专业的医疗机构由专业的验光师进行验光配镜，听从医生的指导，才能给孩子验配一副度数合适、舒适、清晰的眼镜。

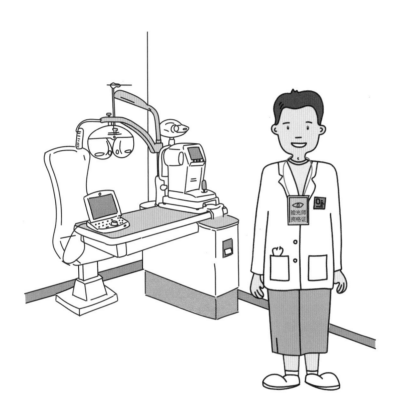

为孩子验配一副度数合适、舒适、清晰的眼镜，
应到规范的医疗机构，采用医学验光，由专业的验光师进行操作

第一章

第二章

第三章

第四章

第五章

第六章

第七章

第八章

第九章

第十章

第十一章

32　配眼镜时做了自动电脑验光，为什么还要插片验光？

电脑验光操作简便、速度快，是验光技术的一大进步。目前电脑验光比较普遍，有些家长认为只要进行了电脑验光，就不必再进行人工插片验光，其实并非如此。

自动电脑验光的结果只能作为参考，它能够在瞬间完成操作的全过程，但其结果容易受被检者配合状态的干扰。

另外，验光员操作不规范或抱有主观偏见、机器稳定性差等也会导致电脑验光结果不准确。因此电脑验光的结果只能供临床参考，不能直接作为配镜处方的依据。

理想的配镜方法是在电脑验光的基础上，由合格的验光师对被验光者进行主观试镜复核，通过红绿平衡、交叉柱镜精确散光轴位与散光度数、双眼平衡等一系列检查，最终获得精确的度数，并根据被验光者的年龄及职业需要给出更合理的验光处方[1-2]。

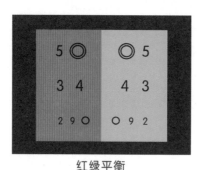

红绿平衡

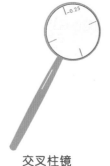

交叉柱镜

验光配镜的级别可以用5分制打分[1]。

1分 仅用主觉插片法

2分 电脑验光仪+主觉插片法

3分 电脑验光仪+他觉检影+主觉插片法

4分 3分+双眼调节平衡

5分 4分+眼位检查+双眼单视功能+调节功能+集合功能等

其中1~3分的验光可以称为常规验光，也可称为初级验光；
4~5分则可称为医学验光。

第一章

第二章

第三章

第四章

第五章

第六章

第七章

第八章

第九章

第十章

第十一章

还要进行试镜复核，通过红绿平衡、精确散光轴位与度数、双眼平衡等一系列检查，并根据孩子的年龄及用眼习惯调整得到合理的配镜处方。

大夫，能不能根据电脑验光的结果直接给孩子配眼镜？

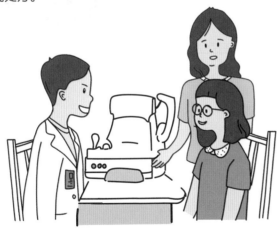

参考文献

[1]褚仁远,瞿小妹.医学验光的含义和实施[J].眼视光学杂志,2002,4(2):116-117.

[2]中华医学会眼科学分会眼视光学组.儿童屈光矫正专家共识(2017)[J].中华眼视光学与视觉科学杂志,2017,19(12):705-710.

33　如何看懂电脑验光单和配镜处方单？

很多家长拿到孩子的电脑验光单和配镜处方单时，看着上面的术语、数字就发懵，学会看懂这两种单据，就能学会一项重要技能，以下将简明地解读。

电脑验光单解读

- "R"代表右眼
- "L"代表左眼
- "S"代表近视或远视度数
- "C"代表散光度数
- "A"代表散光方向
- "PD"代表瞳距

近视或远视度数、散光度数和散光轴位一般会连续测量3次，出现3行数据，紧接着第4行数据为前3次测量数据的平均值（如图中红框所示）。其中，"S"下面对应的数值前如果是"–"表示近视，"+"则表示远视。比如此验光单中，"S"下面对应的数值是–2.75，表示近视度数275度，"C"下面对应的数值是–1.00，表示近视散光100度，"A"下面对应的数值是174，表示散光轴位在174度位置。

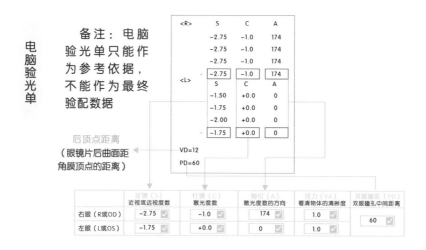

电脑验光单

备注：电脑验光单只能作为参考依据，不能作为最终验配数据

后顶点距离
（眼镜片后曲面距角膜顶点的距离）

	<R>	S	C	A
		–2.75	–1.0	174
		–2.75	–1.0	174
		–2.75	–1.0	174
		–2.75	–1.0	174
	<L>	S	C	A
		–1.50	+0.0	0
		–1.75	+0.0	0
		–2.00	+0.0	0
		–1.75	+0.0	0

VD=12
PD=60

	球镜（S） 近视或远视度数	柱镜（C） 散光度数	轴位（A） 散光度数的方向	视力（VA） 看清物体的清晰度	双眼瞳各（PD） 双眼瞳孔中间距离
右眼（R或OD）	–2.75 ✓	–1.0 ✓	174 ✓	1.0 ✓	60 ✓
左眼（L或OS）	–1.75 ✓	+0.0 ✓	0 ✓	1.0 ✓	

第一章

第二章

第三章

第四章

第五章

第六章

第七章

第八章

第九章

第十章

第十一章

配镜处方样式与解读（样式一）

瞳距：60毫米	球镜（S）	柱镜（C）	轴位（A）	视力（V）
右眼	−2.25	−0.75	178	5.0（1.0）
左眼	−2.00	−1.00	15	4.9（0.8）

在上表中，右眼镜片为：近视225度，合并近视散光75度，散光轴位是178度，戴眼镜后的矫正视力是5.0（1.0）；左眼镜片为：近视200度，合并近视散光100度，散光轴位是15度，戴眼镜后的矫正视力是4.9（0.8）。

配镜处方样式与解读（样式二）

瞳距：58毫米	球镜SPH	柱镜CYL	轴位AXI	矫正视力V
右眼	+3.25	+1.50	95	4.6（0.4）
左眼	+2.50	+1.00	85	4.9（0.8）

在上表中，右眼镜片为：右眼远视325度，合并远视散光150度，散光轴位95度，戴眼镜后的矫正视力是4.6（0.4）；左眼镜片为：左眼远视250度，合并远视散光100度，散光轴位85度，戴眼镜后的矫正视力是4.9（0.8）。

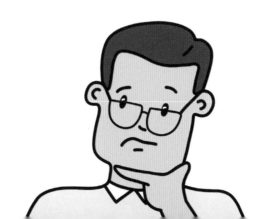

34 配眼镜时，眼镜的度数是不是配低一些好？

一般认为眼镜度数以矫正视力达到 1.0 较好，如初次配镜或者新眼镜度数增长较多，孩子不能适应，验光师根据情况可适当降低度数配镜(即欠矫)。

目前有研究发现，单焦点框架眼镜足矫时，虽然能使光线聚焦在视网膜上，形成清晰的像，但同时周边视网膜会出现远视性离焦（即物像聚焦在周边视网膜后面），这种周边视网膜的远视性离焦被认为不利于对近视的控制。

所以建议在不影响学习生活的情况下，眼镜度数可以适当低配一点，使视网膜中心区与周边区相对平衡，尽量减少视网膜周边远视性离焦的情况，从而延缓近视进展[1]。

当然，在配镜过程中，双眼视觉、双眼平衡、是否隐斜及调节与集合之间的平衡等仍然是需要综合考虑的问题。

目前市场上已有可消除周边远视性离焦的框架眼镜或接触镜，其长期效果还有待验证。

不过需要注意的是，如果过度低配，视网膜中心区也不能清晰成像，容易出现眼睛疲劳等症状，不能达到正常的视力水平，也会加重近视进展，因此，儿童、青少年配戴低配眼镜后，应每3个月到半年复查一次。

眼镜适度地低配,
对延缓近视的发展
有一定的好处。

为什么镜片度数
比眼睛实际近视度数低?

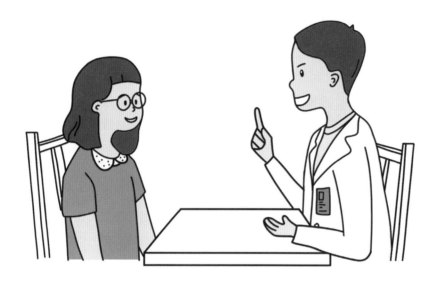

参考文献

[1] Li SY, Li SM, Zhou YH, et al. Effect of undercorrection on myopia progression in 12-year-old children[J]. Graefes Archive for Clinical and Experimental Ophthalmology, 2015, 253(8):1363-1368.

孩子配眼镜后，看近是不是可以不戴？

很多家长认为近视的孩子主要是看远不清楚，看远的时候配戴眼镜即可，看近的时候可以不戴。其实不能一概而论，不同度数、不同人群的戴镜原则不同，下面提供一些戴镜原则。

目前，临床上一般根据孩子的近视度数选择戴镜方式：近视200度以下且双眼视觉功能正常者，看近时可以不戴镜，看黑板等远处时戴镜[1-2]。有眼酸胀、发涩、视物模糊等视觉功能异常者，则看近时也应戴镜，即经常戴镜。

200～600度的中度近视伴有散光者、600度以上的高度近视者、300度以上的远视者、100度以上的单纯散光者，无论看远或看近时都应戴镜，避免不戴镜造成眼睛疲劳，使近视度数加深。

这些孩子配镜后时戴时不戴，这种行为不仅容易引起视觉疲劳而加重近视，时间久了还可能会产生弱视和斜视。

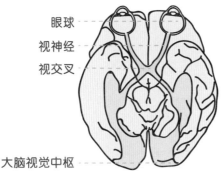

眼球
视神经
视交叉
大脑视觉中枢

由于儿童期是视觉发育期，如果视网膜中心凹长期不能获得清晰的成像，就不能有效地刺激视网膜中心凹，使之发育，导致无法有效传导清晰的图像到大脑皮质视觉中枢，可能形成屈光不正性弱视。

患屈光参差的儿童以及青少年，无论看远和看近都应该尽量戴镜。由于两眼视网膜成像大小以及清晰度不同，屈光度较高的一眼视网膜中心凹成像大而模糊，引起两眼融合反射刺激不足，不能形成双眼单视，从而产生被动性抑制，容易造成屈光参差性弱视以及斜视。

第一章

第二章

第三章

第四章

第五章

第六章

第七章

第八章

第九章

第十章

第十一章

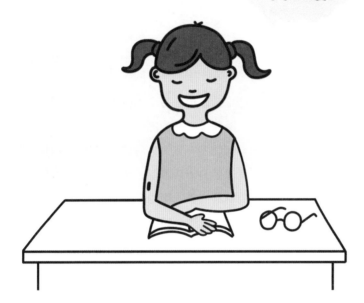

近视度数

小于200度

近视200度以下且双眼视觉功能正常者，看近时可以不戴镜，看黑板等远处时戴镜

参考文献

[1] Ong E, Grice K, Held R, et al. Effects of Spectacle Intervention on the Progression of Myopia in Children[J]. Optometry and Vision Science, 1999, 76(6):363-369.

[2] Sun YY , Li SM , Li SY , et al. Effect of uncorrection versus full correction on myopia progression in 12-year-old children[J]. Graefes Archive for Clinical and Experimental Ophthalmology, 2017, 255 (1):189-195.

36 孩子配戴眼镜后，
生活中该注意哪些配戴细节？

近视的孩子配戴合适度数的眼镜是最基础、最普遍的
矫正方式 [1]。

生活中应该指导孩子注意以下配戴细节[2]

- 避免随便戴别人的框架眼镜，每个人的屈光不正度数、两眼
  视轴之间的距离、头围和鼻梁的高低等都不一样。如果眼镜
  镜片的光学中心与视轴不一致，会导致在配戴眼镜时，感到
  明显的不适感，有时还会出现模糊、头晕等现象。如果经常
  配戴不适合自己度数的眼镜，可能会导致眼睛疲劳甚至加深
  近视度数。所以，患近视后一定要去正规机构规范验光，验
  配适合自己的眼镜。

- 运动时要特别注意，以免镜架受到碰撞导致变形、断裂等划
  伤脸部，甚至镜片破碎，伤害到眼睛。

- 睡觉或趴在桌子上时摘掉眼镜，以免头压到眼镜造成变形，
  以及连接或焊接部位发生断裂。

- 摘戴眼镜要用双手。如果长期单手摘戴眼镜，易使左右镜腿
  受力不平衡导致其中一边铰链的螺丝松动。若发现螺丝松动，
  要及时拧紧，以免镜片脱落打碎。

- 折叠眼镜时应按照设计进行折叠，以免镜架变形，大部分眼
  镜设计为从左边镜腿开始折叠。

第一章

第二章

第三章

第四章

第五章

第六章

第七章

第八章

第九章

第十章

第十一章

- 洗澡、蒸桑拿、泡温泉等高温环境中不宜配戴眼镜，放置眼镜时也要注意存放地点，避免过热环境，如阳光暴晒下的汽车前挡风玻璃下面，高温会加速镜片表面镀膜受损或镜架的老化。

- 如果暂时放置眼镜，应将镜面朝上放置，以免镜片表面与桌面直接接触，导致镜片受损。不戴眼镜时应将其放入眼镜盒内保存。

- 清洗眼镜时，应先用清水冲洗掉镜片上的灰尘，再用洗洁精清洗镜片上的油脂，最后冲洗干净并使用专用镜布擦拭眼镜。避免用纸巾、手帕或衣服干擦镜片。

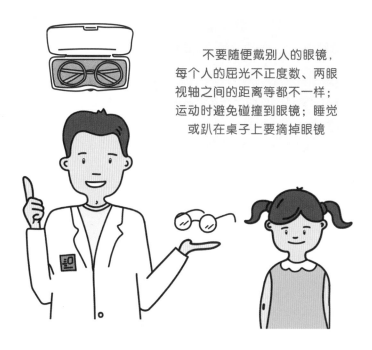

不要随便戴别人的眼镜，每个人的屈光不正度数、两眼视轴之间的距离等都不一样；运动时避免碰撞到眼镜；睡觉或趴在桌子上要摘掉眼镜

参考文献

[1] He M ,Xu J , Yin Q , et al. Need and Challenges of Refractive Correction in Urban Chinese School Children[J]. Optometry & Vision Science, 2005, 82(4):229.

[2]张丽筠,赵淼焱,王可,等.青少年近视镜验配和戴镜的护理体会[J].中国医药指南,2013,11(29):207-208.

如何为孩子选择适合他的眼镜框和眼镜片？

选择眼镜框时可从以下两个方面来考虑

- 形状：可以根据自己的脸型挑选，镜架可起到美化修饰脸型的作用。

- 年龄：如果是幼儿最好选择能够挂耳的眼镜框，镜框要轻，鼻托要低一些。学龄儿童可以选择塑胶这类轻质的镜框，避免其压迫未发育好的鼻骨。

怎么判断选的眼镜框是否合适呢？

- 眼镜左右鼻托是否都与鼻梁贴合：摘下眼镜后，发现鼻梁压痕明显的话，说明有一边鼻托并没有完全贴合鼻梁，需要调整左右鼻托的角度。

- 镜架是否下滑或耳廓是否压痛：戴眼镜时，镜腿弯处要与耳骨相贴合，如镜架下滑，说明镜腿弯度过长；如耳廓压痛，说明镜腿弯度过短。此时需要调整镜架与耳朵的接触点位置。

- 镜片后表面是否离角膜顶点太近：一般来说，镜框固定在鼻梁上，镜片与角膜间的最佳距离为 12 毫米。

如何为孩子选择眼镜片？

- 折射率：镜片的折射率决定镜片的厚薄，对于近视较高的孩子，建议选配高折射率的镜片，以降低镜片的边缘厚度。

- 耐磨系数：树脂镜片刚进入市场时，很不耐磨，基本上戴半年镜片就磨花了。但随着技术的不断更新，现在的树脂镜片表面有加硬膜，大大提高了树脂镜片的使用寿命。儿童建议选择表面镀膜、硬度高的树脂镜片。

- 球面与非球面：从球体上切下一部分带有凸面或凹面形状的镜片就叫做球面镜片。由于球面镜片会出现像差等现象，为了克服这一缺点出现了非球面镜片。非球面镜片最大优点就是边缘视野无物像扭曲现象，镜片边缘比普通球面镜片薄三分之一左右。所以对于高度数儿童建议配戴非球面镜片。

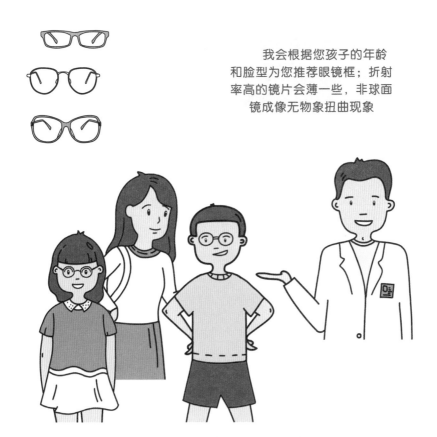

我会根据您孩子的年龄和脸型为您推荐眼镜框；折射率高的镜片会薄一些，非球面镜成像无物象扭曲现象

第一章

第二章

第三章

第四章

第五章

第六章

第七章

第八章

第九章

第十章

第十一章

38 两个眼睛屈光度数相差很多怎么配眼镜?

人体成对的器官会有一些小小的差异,并不是一模一样。在正常情况下,两眼屈光度也存在轻微差异,一般问题不大。当双眼屈光度数相差超过2.50D(250度)以上者通常会因融合双眼物像困难出现症状,称为屈光参差[1]。

当两眼度数差异大,造成视网膜成像的清晰度与大小差别很多,大脑则会不断地进行调节,努力把两个像融合成一个。

然而,双眼的调节是同步的,就算一只眼调节到清楚,另一眼仍处于模糊,难以达到双眼都能看清楚的状态,由于两眼的调节矛盾和成像大小不等,非常容易引起视疲劳。

而且,如果孩子双眼度数差异太大,较差的一只眼经常处于模糊状态,久而久之就被大脑所废弃,形成弱视,随之失去注视的能力,进而发展成斜视。

因此,戴镜矫正孩子的屈光参差,以达到最佳视力和保持双眼单视是非常重要的。

屈光参差的配镜比较复杂,需要考虑的因素也较多[1]

- 有没有重影复视(斜视)
- 双眼度数差异的大小
- 有没有弱视(矫正视力是多少)
- 哪一侧眼是主导眼
- 屈光不正的类型(近视、远视、散光)
- 用眼习惯(看近多还是看远多)等

因为框架眼镜对物像具有明显的放大或缩小作用，这种作用在镜片度数高低参差较大的情况下更明显，易造成患者戴镜不适。

隐形眼镜配戴在角膜前，引起的物像差异比框架眼镜小，是矫正高度屈光参差者的理想方法。如果孩子的双眼存在度数相差较大的情况，建议尽早去正规医院验光，以得到科学的矫正。

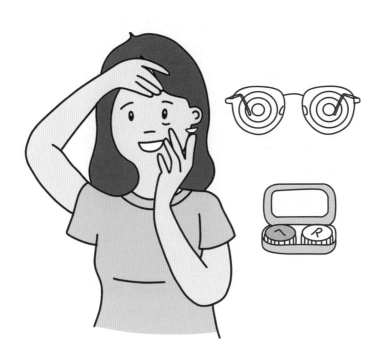

隐形眼镜配戴在角膜前，引起的物像差异比框架眼镜小，是矫正高度屈光参差者的理想方法

参考文献

[1] 葛坚, 王宁利. 眼科学[M]. 北京: 人民卫生出版社, 2015.

第一章

第二章

第三章

第四章

第五章

第六章

第七章

第八章

第九章

第十章

第十一章

第七章

近视防控有招数

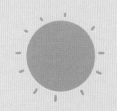

近视的防控需要科学的矫正技术和方法，本部分将介绍已被证实的近视矫正和防控措施。比如，"一减一增"即减少近距离用眼时间和增加户外活动时间，低浓度阿托品、角膜塑形镜也被证实可以延缓近视的进展。

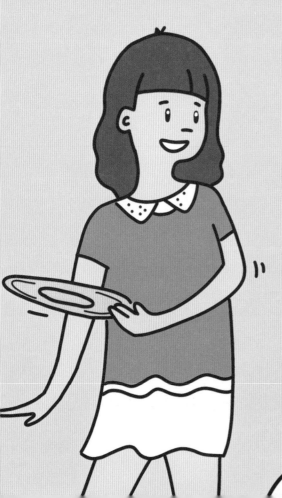

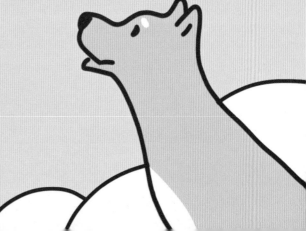

39 近视的矫正和防控技术都有哪些？

除了依靠学校和家庭减少孩子近距离用眼负担和增加户外活动等措施，医生和科研工作者为近视的孩子提供合适的矫正和防控技术也非常重要，下面为大家介绍一些目前公认的有效方法[1]。

框架眼镜

- 框架眼镜是最简单安全的矫正措施，对于儿童近视者，应至少每半年到一年进行一次复查，及时调整眼镜度数。单焦镜为临床常见框架眼镜类型，对于调节存在问题的患者还有双焦镜、三焦镜和渐进镜等。双焦镜上半部分适合看远，下半部分焦点距离为阅读距离，用于看近。渐进镜可增加视物远近范围，对儿童青少年近视度数的进展可能有一定的延缓作用[2]。

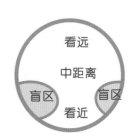

软性接触镜

- 可用于近视的矫正，也可用于较大屈光参差的矫正，有助于恢复双眼视功能和促进视觉发育。

硬性接触镜（RGP镜）

- 圆锥角膜及角膜瘢痕等所致的不规则散光可优先考虑选择。研究表明，RGP有一定延缓近视进展的作用。

第一章

第二章

第三章

第四章

第五章

第六章

第七章

第八章

第九章

第十章

第十一章

角膜塑形镜（OK镜）

- 是一种可逆性非手术的物理矫形方法。研究发现长期配戴角膜塑形镜可有效延缓儿童青少年眼轴的延长。需要注意的是：角膜塑形镜的验配应该到专业有资质的医疗机构，未成年儿童需要由家长监护配合使用，并定期随访。

低浓度阿托品

- 目前，国内外研究均证实阿托品对延缓近视进展有一定的效果。使用阿托品可能产生视近模糊、瞳孔大、畏光、过敏等反应，0.01%低浓度阿托品的反应相对轻且少，建议在儿童近视发展较快的时期应用低浓度阿托品。

行为监控设备

- 针对孩子用眼习惯不良的问题，目前已有可配戴的行为监控设备，可对孩子用眼环境、户外活动时间、近距离用眼时间、用眼姿势行为等进行监测和干预。

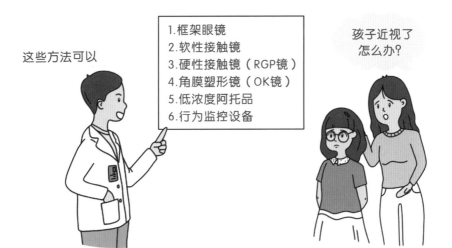

这些方法可以

1. 框架眼镜
2. 软性接触镜
3. 硬性接触镜（RGP镜）
4. 角膜塑形镜（OK镜）
5. 低浓度阿托品
6. 行为监控设备

孩子近视了怎么办？

参考文献

[1] Huang J , Wen D , Wang Q , et al. Efficacy Comparison of 16 Interventions for Myopia Control in Children[J]. Ophthalmology, 2016,123(4):697-708.

[2]朱剑锋,许迅,黄玲雄,等.渐进多焦点眼镜对青少年近视作用的研究[J].眼科新进展,2005, 25(3):264-265.

40　为什么要为孩子建立屈光发育档案？

孩子的眼睛处于快速发育的阶段，建立屈光发育档案，才能更好地了解孩子屈光状态的发展趋势，才能做到早预警、早发现近视，为进一步的早干预、早治疗提供依据。屈光发育档案的建立还有助于了解孩子近视发生发展的规律，进而使用有效的近视防控手段[1]，建立屈光发育档案也能为近视防控研究提供资料。

● 建立屈光发育档案应该从学龄前儿童开始。我国学龄前儿童近视发生率正在逐渐上升，学龄前期如果不重视爱眼护眼，没有保留合适的远视储备量，学龄期很容易发生近视。

● 建立屈光发育档案后能准确地了解学龄前儿童的远视储备情况，依据孩子的不同情况分档制定近视预防策略，譬如个性化建议远视储备低的孩子增加户外活动的时间，对于近视进展快速的孩子来说，需要进一步配戴角膜塑形镜或者使用低浓度阿托品等。

● 屈光发育档案应当全面，定期检查孩子的裸眼视力及矫正视力、屈光度、眼轴长度、角膜曲率和眼底情况等，记录近视家族史。屈光度检查建议在睫状肌麻痹后进行，即通常讲的散瞳验光，以检查准确的屈光度。使用安全、可靠、非接触的方法测量眼轴长度和角膜曲率。

● 我国开展的"安阳儿童眼病研究"通过对小学生连续6年的调查发现，小学期间从一年级至六年级始终不近视的孩子与发生近视的孩子，眼轴长度发生明显的分离，近视的孩子眼轴更长，可以对近视的发生发展起到提示作用[2]。

高度近视儿童必须及时进行眼底检查，针对不同的眼部情况还应增加相应的检查项目，如斜视、屈光参差的孩子应该检查立体视功能等。

屈光发育档案是儿童近视发生发展有效的监测工具，全面、标准、可靠地建立档案，可以为孩子的眼健康保驾护航。家长应每半年至一年为孩子做一次全面的眼科检查，建立孩子的屈光发育档案。

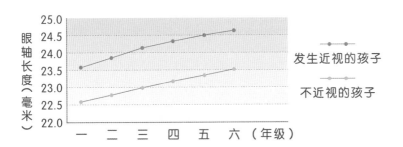

第一章

第二章

第三章

第四章

第五章

第六章

第七章

第八章

第九章

第十章

第十一章

建立屈光发育档案，可以了解未近视孩子屈光状态的发展趋势，做到早预警、早发现近视；可以了解近视孩子屈光状态的发展规律，进而使用有效的近视防控措施。

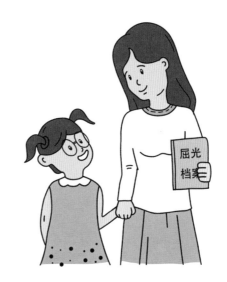

参考文献

[1]邹海东,朱梦钧.重视屈光发育档案中晶状体屈光参数的精确测量[J].中华眼视光学与视觉科学杂志,2018, 20(12):705-707.

[2] Li SM, Liu LR, Li SY, et al. Design, methodology and baseline data of a school-based cohort study in central China: the Anyang Childhood Eye Study [J]. Ophthalmic Epidemiol, 2013,20(6):348-359.

41 为什么要将近视防控的"关口"前移到幼儿园和学龄前期?

近年来,我国儿童青少年近视呈现出发病年龄"小"的趋势,有调查发现幼儿园就已经有孩子发生近视,而小学更是迎来近视的高发期。因而有必要将近视防控"关口"前移到幼儿园和学龄前期,避免小学时期近视的高发势态。

那么具体该怎么做呢?

- 户外活动可以预防近视的发生而且对延缓尚未近视儿童的眼轴增长具有明显作用,对未近视的孩子保护作用更明显[1]。这一研究结果也提示在学龄前儿童中增加户外活动,把近视防控的"关口"前移是十分有必要的。

- 另外,应避免远视储备的过早消耗,远视储备可以理解为"对抗"发展为近视的"缓冲区",保留合适的远视储备从而"对抗"近视的发生。如果一个孩子上小学前还有100度的远视储备,那么这个孩子离近视就还有一段缓冲空间。

- 有研究发现:小学一年级远视储备达2D(200度)以上时,累计5年近视发生率仅0.79%,而小学一年级没有远视储备的孩子,5年后90%以上都发生了近视[2]。因而近视的防控应该前移到学龄前儿童,为学龄前期保留适量的远视储备,"对抗"学龄期近视的发生。

家长应重视孩子学龄前期的视力保护，积极带孩子到户外活动，尽量减少孩子使用电子产品。幼儿园应该大量减少阅读性的教育，定期检查孩子的视力、屈光度等，早期发现远视储备不足或已近视的孩子，及时告知家长采取针对性的近视防控措施。

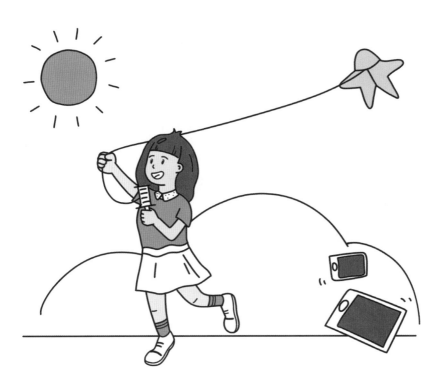

"关口"前移，保留合适的远视储备，避免学龄期近视的高发

参考文献

[1] Li SM, Li H, Li SY, et al. Time outdoors and myopia progression over 2 years in Chinese children: The Anyang Childhood Eye Study[J]. Invest Ophthalmol Vis Sci, 2015,56(8):4734-4740.

[2] Li SM, Liu LR, Li SY, et al. Design, methodology and baseline data of a school-based cohort study in central China: the Anyang Childhood Eye Study [J]. Ophthalmic Epidemiol, 2013,20(6):348-359.

第一章

第二章

第三章

第四章

第五章

第六章

第七章

第八章

第九章

第十章

第十一章

42 听说远视储备能"对抗"近视，孩子正常的远视储备量是多少？

新生儿眼球较小，眼轴并未达到成人水平。此时新生儿的双眼处于远视状态，这是生理性远视，也是一种"远视储备"，而后随着生长发育眼睛的远视度数逐渐降低而趋于正视。

- 但现代化生活方式带来的改变，儿童青少年近距离用眼时间长、负荷重，长此以往导致孩子"远视储备"的过早消耗，最终导致近视等问题出现。

- 从前面问题我们已经知道，远视储备为"对抗"发展为近视的缓冲区，因而为孩子保留合适的远视储备非常重要。我们应该明确，远视储备是指远视的屈光度，而不是视力检查的结果。

- 举个简单的例子，如果一个孩子的视力检测为5.0（1.0），散瞳验光的结果是+50度甚至+100度，就是说远视50度甚至100度，那么这个孩子离近视就还有一段发展空间。但是如果散瞳验光的结果为"0"，说明已经没有远视的余量储备了，再往下发展就是近视了。

- 另外，由于远视的存在，幼儿的视力一般还不能达到正常成年人水平，直到学龄前期视力才基本达到正常成年人视力。因此，学龄前的儿童标准视力与成人有所区别，其标准视力与年龄有关联。

当然并不是远视储备量越高越好，每个年龄孩子的远视储备量可以参考下表：如4～5岁的儿童生理屈光度为150～200度远视，则有150～200度的远视储备，如果此年龄段儿童的生理屈光度只有50度，意味着其远视储备消耗过多，有可能较早出现近视。

第一章

第二章

第三章

第四章

第五章

第六章

第七章

第八章

第九章

第十章

第十一章

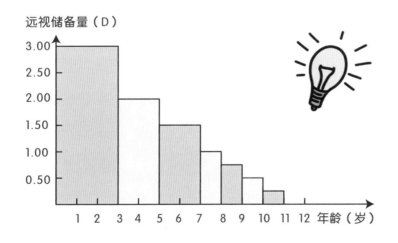

年龄	生理屈光度（D）
3岁前	＋3.00
4－5岁	＋1.50－＋2.00
6－7岁	＋1.00－＋1.50
8岁	＋1.00
9岁	＋0.75
10岁	＋0.50
11岁	＋0.25
12岁	0

远视储备量（D）

43 怎么为孩子保留合适的远视储备量?

家长应该树立在学龄前期即开始预防近视的理念,不要等到孩子真正近视才去采取措施。正如前面介绍,将近视防控的"关口"前移到幼儿园和学龄前期,就是一种有效的为孩子保留合适远视储备量的方法。

- 目前,很多家长在孩子学龄前期就报各种课外班,其中有些还需要长时间看近,例如学乐器时,眼睛长时间盯着乐谱,很容易造成眼疲劳,长此以往可能使远视储备量下降,增大发生近视的危险。

- 因而建议孩子近距离用眼30~40分钟后应停下来远眺或闭眼休息。另外,孩子小时很难注意自己的用眼姿势,而家长又不注意及时纠正,长此以往孩子很容易养成错误的用眼行为。用眼距离太近、姿势不良,都可能使近视发生的危险增加[1-2]。

- 建议家长培养孩子正确的用眼习惯和姿势,做到"三个一",即眼睛离书本一尺、胸部离桌缘一个拳头、握笔写字时手指离笔尖一寸。

- 应多带孩子到户外活动。每天2小时的户外活动被证实是有效的预防近视和延缓近视进展的方法,同时可为孩子保留更多的远视储备。

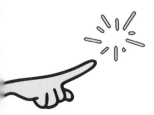

第一章

第二章

第三章

第四章

第五章

第六章

第七章

第八章

第九章

第十章

第十一章

- 还应尽量减少孩子使用电子产品，一般建议孩子每次使用电子产品的时间不应超过15分钟。电子产品的使用必然也会造成孩子户外活动的减少，家长应该多主动带着孩子去室外玩，而不是为了省心，给孩子一个电子产品，对孩子不管不顾。

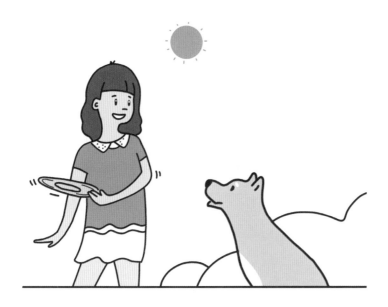

　　近视防控"关口"前移、科学的用眼习惯和姿势、增加户外活动时间。

参考文献

[1] Lin Z, Vasudevan B, Mao GY, et al. The influence of near work on myopic refractive change in urban students in Beijing: a three-year follow-up report[J]. Graefes Archive for Clinical and Experimental Ophthalmology, 2016, 254(11):2247-2255.

[2] Li SM, Li SY, Kang MT, et al. Near work related parameters and myopia in Chinese children: the Anyang Childhood Eye Study[J]. PLoS One, 2015,10(8):e0134514.

44 听说近距离用眼诱导的短暂性近视是永久性近视发生发展的重要环节，什么是近距离用眼诱导的短暂性近视？

近距离用眼诱导的短暂性近视为一段时间近距离用眼后，由于变凸的晶状体不能快速有效地恢复，而表现出的幅度较小的、暂时性的近视[1]。持续近距离用眼时间长作为近视发生发展的重要的危险因素之一，很可能是通过近距离用眼诱导的短暂性近视起效的[2]。

近距离用眼诱导的短暂性近视发生的可能机制包括：

- 在持续地近距离工作后，由于睫状肌的痉挛导致暂时性的近视度数增加

- 可能是一种涉及晶状体的生物力学迟滞效应（变凸的晶状体不能快速有效地恢复）

- 可能是由于异常的聚散与调节相互作用引起的，但目前的机制均不能完全解释近距离用眼诱导的短暂性近视的形成

有研究发现，近距离用眼诱导的短暂性近视的一个重要特征是其具有时间累积性，即其大小随着近距离用眼时间的延长而增加，且恢复时间增长。国外学者对15名年轻的成年人研究发现，连续进行2小时的近距离用眼后，呈现出比原来平均高0.29 D（29度）的近视，且在之后的1小时仍未消退。

目前没有有效的减缓近距离用眼诱导的短暂性近视的方法，临床观察调节功能训练可能对其恢复时间有所改善。另外，也有学者正在探索使用低浓度阿托品滴眼液降低近距离用眼诱导的短暂性近视的有效性。

由于近距离用眼诱导的短暂性近视具有时间的累积性，因此家长应避免孩子长时间持续近距离用眼，连续读写用眼时间达30~40分钟后应远眺或闭眼休息。

第一章

第二章

第三章

第四章

第五章

第六章

第七章

第八章

第九章

第十章

第十一章

什么是近距离用眼诱导的短暂性近视啊？

为一段时间近距离用眼后，由于变凸的晶状体不能快速有效地恢复，而表现出的幅度较小的、暂时性的近视

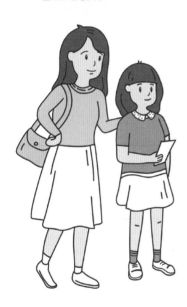
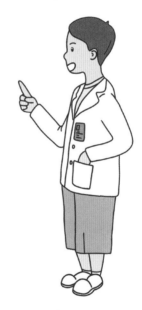

参考文献

[1]Ciuffreda KJ, Vasudevan B. Nearwork-induced transient myopia (NITM) and permanent myopia-is there a link?[J]. Ophthalmic Physiol Opt, 2008, 28(2):103-114.

[2]林仲,张袆草,乔利亚,等.近距工作诱导的短暂性近视的研究现状[J].中华眼科杂志,2012,48(7):657-661.

45 "目"浴阳光，预防近视，户外活动在防控近视中真的有用吗？

答案是非常肯定的，越来越多的科学研究表明，每天2小时的户外活动可以有效预防近视的发生和发展，是目前最经济有效的近视防控措施。与户外活动相比，室内活动并不能明显起到预防儿童近视的效果[1]。因此，户外"阳光"下的运动才能起到更好的效果。家长应该主动带孩子去户外活动，"目"浴阳光。

如何保证每天足够的户外活动时长呢？

- 有一项对571名7～11岁学生的研究，通过对一组学生施行干预，在课间关掉教室灯光，清空教室，鼓励学生到户外活动。另外一组作为对照，不做任何干涉，经过1年的追踪调查，结果显示清空教室的孩子和不做任何干涉的孩子，近视新发病率分别为8.41％和17.65％，可见课间户外活动对预防近视的发生有明显作用[2]。

- 因而学校应当鼓励孩子在课间时间走出教室，在户外进行运动，放松紧张的眼睛。体育课、活动课等时间应当尽量在光线充足的户外环境中进行。

- 针对我国近视发病年龄早，学龄前儿童远视储备不足的情况，建议幼儿园及低年级孩子每日增加一个活动课时。

- 研究发现户外活动对未近视儿童保护作用更明显，对延缓尚未近视儿童的眼轴增长具有明显作用[3]，提示在幼儿园及低年级孩子中增多户外活动的必要性。

- 此外，还可以利用课余时间进行运动，比如在上学和放学的路上进行快走，不仅锻炼了孩子体质而且可以预防近视。

户外活动是非常有效、完全免费的近视防控方法，关键在于家长和学校给儿童安排足够的户外活动机会，达到预防近视发生发展的效果。

第一章

第二章

第三章

第四章

第五章

第六章

第七章

第八章

第九章

第十章

第十一章

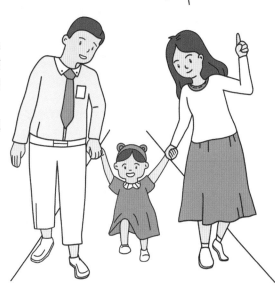

"目"浴阳光，预防近视：每天2小时的户外运动可以有效预防近视的发生和发展，户外"阳光"下的运动才能起到更好的效果。

参考文献

[1] Guggenheim JA, Northstone K, Mcmahon G, et al. Time Outdoors and Physical Activity as Predictors of Incident Myopia in Childhood: A Prospective Cohort Study[J]. Investigative Opthalmology& Visual Science, 2012, 53 (6):2856-2865.

[2] Wu PC, Tsai CL, Wu HL, et al. Outdoor Activity during Class Recess Reduces Myopia Onset and Progression in School Children[J]. Ophthalmology, 2013, 120(5):1080-1085.

[3]Li SM, Li H, Li SY, et al. Time outdoors and myopia progression over 2 years in Chinese children: The Anyang Childhood Eye Study[J]. Invest Ophthalmol Vis Sci, 2015,56(8):4734-4740.

46 孩子目前还没有近视，该如何有效预防孩子近视？

在孩子还没有近视的时候，就可以积极采取一些措施来进行预防，因为一旦发生近视，之后的近视度数可能会不断加深。那么，对于还没有近视的孩子，最安全、有效而且免费的预防措施必然是上个问题提到的户外活动了。

除了增加孩子的户外活动时间，我们也可以通过建立屈光档案定期检查、养成正确的读写姿势、改善环境和生活方式、营养膳食等几个方面来预防孩子发生近视。

- 具体来说，建立屈光发育档案，建议每半年至一年为孩子做一次屈光检查，做到早预警、早发现、早干预。

- 养成正确的读写姿势，做到"一尺、一拳、一寸"。调亮室内光线，减轻眼睛负担[1]。

- 调亮光线强度不只是孩子看书写字时台灯的亮度，还包括房间灯光的亮度，光照强度应大于300勒克斯（lux）。

- 另外，避免持续长时间近距离用眼，不要让孩子边走边看书，不要在晃动的车厢内看书。控制孩子使用手机、电脑和iPad等的时间。

- 最后，应合理饮食，营养均衡。控制甜食、油炸食品的摄入量，少喝碳酸饮料[2]，补充合适的钙、磷及维生素等。

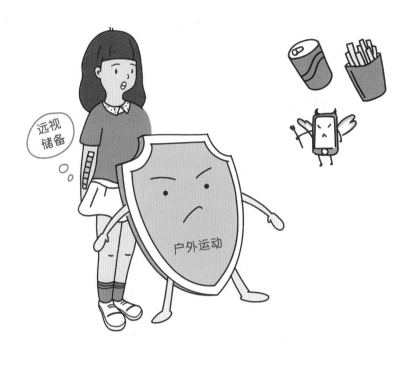

第一章

第二章

第三章

第四章

第五章

第六章

第七章

第八章

第九章

第十章

第十一章

　　建立屈光发育档案、定期检查、增加户外活动时间、保留合适的远视储备等预防孩子近视的发生。

参考文献

[1]SanchezTH, Villanueva GA, Gordon BC, et al. The effect of light and outdoor activity in natural lighting on the progression of myopia in children[J]. J FrOphtalmol, 2019, 42(1):2-10.

[2] 刘宏伟. 近视眼与碳酸饮料[J]. 保健医苑, 2016, 15 (12) :27-28.

47　如何让孩子更加自觉地养成良好的用眼习惯?

前面问题提到的预防近视的方法中，养成正确的读写姿势是非常重要的一环。教育部、国家卫生健康委员会等八部门联合印发的《综合防控儿童青少年近视实施方案》中也多次提到家长和老师要监督并随时纠正孩子不良读写姿势，保持"一尺、一拳、一寸"[1]。培养孩子做到"一尺、一拳、一寸"，不仅能够养成正确的读写姿势，也能让孩子更加自觉地养成良好的用眼习惯。

> 好习惯的养成并非一朝一夕，孩子的成长是学校和家庭的共同责任。

- 首先，家长和老师都要进行监督，并随时提醒孩子改正不良的用眼姿势和习惯。同时强化孩子的健康用眼意识，使孩子自己慢慢培养成良好的读写姿势和用眼习惯。

- 另外，家长还要注意提醒孩子不要在震荡、晃动的状态下如乘车、走路时看书，更不要躺着看书。

- 目前已经有帮助孩子养成良好用眼习惯的行为监控设备，能够记录孩子近距离用眼时间、不良用眼姿势、近距离用眼负荷等，提醒孩子避免长时间阅读和读写姿势不正确。

- 同时，还可客观记录孩子户外阳光接触时间、光照暴露情况、运动活动情况等。

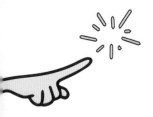

第一章

第二章

第三章

第四章

第五章

第六章

第七章

第八章

第九章

第十章

第十一章

老师监督　　　　　　家长监督

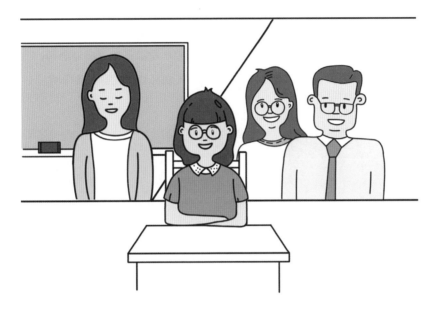

"一尺、一拳、一寸"

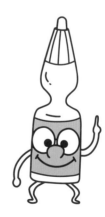

参考文献

[1]教育部,国家卫生健康委员会,国家体育总局,等.关于印发《综合防控儿童青少年近视实施方案》的通知[s]. 2018.

48　家长应该从哪些方面着手保护孩子视力？

家庭是孩子成长的地方，家长是孩子的第一任老师。
孩子要养成良好的用眼习惯，家庭起着至关重要的作用。

家长具体可以从以下方面着手[1]：

- 家长应当了解科学用眼护眼知识，以身作则，带动和帮助孩子养成良好的用眼习惯，尽可能提供良好的居家视觉环境。0～6岁是孩子视觉发育的关键期，家长应当尤其重视孩子早期视力保护与健康，及时预防和控制近视的发生与发展。

- 家长应当正确认识户外活动的重要性，让孩子到户外阳光下度过更多时间。建议每天达到2小时的户外活动，从而预防和延缓近视进展[2]。学龄前儿童更应该增加户外活动时间，增加儿童的远视储备，预防近视的发生。

- 控制电子产品使用。家长陪伴孩子时应尽量减少使用电子产品，有意识地控制孩子特别是学龄前儿童使用电子产品的时间。非学习目的的电子产品使用单次不宜超过15分钟，每天累计不宜超过1小时，使用电子产品学习30～40分钟后，应休息远眺放松10分钟，年龄越小，连续使用电子产品的时间应越短。

- 要减轻孩子课外学习负担。配合学校减轻孩子负担，不要盲目参加课外培训。引导孩子不在走路时、吃饭时、卧床时、晃动的车厢内、光线暗弱或阳光直射等情况下看书或使用电子产品。监督并随时纠正孩子不良读写姿势，应保持"一

第一章

第二章

第三章

第四章

第五章

第六章

第七章

第八章

第九章

第十章

第十一章

尺、一拳、一寸"，读写连续用眼时间不宜超过30~40分钟[3]。

- 保障孩子睡眠时间。确保小学生每天睡眠10个小时、初中生9个小时、高中阶段学生8个小时。让孩子多吃鱼类、水果、绿色蔬菜等有益于视力健康的营养膳食。

- 做到早发现早干预。发现孩子出现眯眼看东西、上课看不清楚黑板等迹象时，及时带其到眼科医疗机构检查。遵从医生的建议进行科学的干预和近视矫正，尽量在眼科医疗机构验光，避免不正确的矫正方法导致近视程度加重。

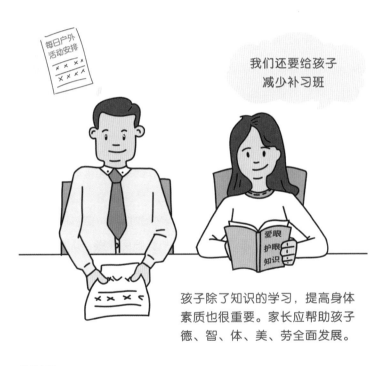

孩子除了知识的学习，提高身体素质也很重要。家长应帮助孩子德、智、体、美、劳全面发展。

参考文献

[1]教育部,国家卫生健康委员会,国家体育总局,等.关于印发《综合防控儿童青少年近视实施方案》的通知. 2018.

[2]He M , Xiang F , Zeng Y , et al. Effect of Time Spent Outdoors at School on the Development of Myopia Among Children in China: A Randomized Clinical Trial[J]. JAMA: Journal of the American Medical Association, 2015, 314(11):1142-1148.

[3] Li SM, Li SY, Kang MT, et al. Near work related parameters and myopia in Chinese children: the Anyang Childhood Eye Study[J]. PLoS One, 2015,10(8):e0134514.

49　学校应该从哪些方面着手保护孩子视力？

学校是教书育人的地方，在关注孩子学习知识的同时，也要关注孩子的眼健康，学校也是预防近视的重要环节之一。

学校具体可以从以下方面着手[1]：

- 减轻学生学业负担。严格依据国家课程方案和课程标准组织安排教学活动，注重提高课堂教学效益，不得随意增减课时、改变难度、调整进度。科学布置作业，提高作业设计质量。加强考试管理。坚决控制义务教育阶段校内统一考试次数，小学一二年级每学期不得超过1次，其他年级每学期不得超过2次。

- 改善视觉环境。鼓励采购符合标准的可调节课桌椅和坐姿矫正器。为学生提供符合用眼卫生要求的学习环境，落实教室、宿舍、图书馆（阅览室）等采光和照明要求。坚持眼保健操等护眼措施。中小学校要严格组织全体学生每天上下午各做1次眼保健操，认真执行眼保健操流程，做眼保健操之前提醒学生注意保持手部清洁卫生。教师要提醒学生遵守"一尺、一拳、一寸"要求。教师发现学生出现看不清黑板、经常揉眼睛等迹象时，要了解其视力情况。

- 强化户外体育锻炼。确保中小学生在校时每天1小时以上体育活动时间。加强学校卫生与健康教育。学校可以通过设置健康教育相关课程，提高其主动保护视力的意识和能力。鼓励并支持学生成立健康教育社团，开展视力健康同伴教育。学生们相互督促纠正不良用眼习惯，孩子很容易受到同龄人的影响，有时候家长老师的教导不如同伴之间的相互影响，学校对学生的眼健康小组进行科学指导。

- 科学合理使用电子产品。指导学生科学规范使用电子产品，养成信息化环境下良好的学习和用眼卫生习惯。

- 定期开展视力监测。在卫生健康部门指导下，严格落实学生健康体检制度和每学期2次视力监测制度，对视力异常的学生进行提醒教育，及时告知家长带学生到眼科医疗机构检查。

- 加强视力健康管理。建立视力健康管理队伍，明确和细化职责。将近视防控知识融入课堂教学、校园文化和学生日常行为规范。倡导科学保育保教。为儿童提供营养均衡、有益于视力健康的膳食，促进视力保护。

第一章

第二章

第三章

第四章

第五章

第六章

第七章

第八章

第九章

第十章

第十一章

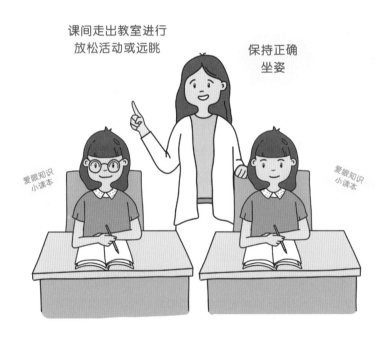

"一减一增"：减少学生的学习负担、增加户外运动时间

参考文献

[1]教育部,国家卫生健康委员会,国家体育总局,等.关于印发《综合防控儿童青少年近视实施方案》的通知[S]. 2018.

50 孩子在学校每天做眼保健操，为什么近视的孩子还是这么多？

"为革命保护视力，预防近视，眼保健操现在开始，闭眼……"这套伴随着舒缓音乐的眼保健操，连同喊节拍的清脆童音，上世纪60年代在北京诞生，很快在全国中小学校得到普及和推广。然而，进入21世纪后，面对中小学生近视率的不断攀升，有人说眼保健操 "无用"。

眼保健操到底有没有作用？

- 从中医的角度来讲，眼保健操可以通过刺激眼睛周围穴位，调节眼部周围经络气血，并可以改善脏腑器官之间的协调关系。

- 眼保健操体现中医治未病思想：一是在孩子的眼睛未患近视之前，就采取预防保护措施；二是即使是一些已患近视的孩子也可通过做眼保健操缓解眼疲劳，从而减缓其近视的发展进程。

- 多项研究确认眼保健操确实有效。研究采用十分严谨的随机对照试验的方法，设立眼保健操组、假穴位组和闭眼组，研究发现单独一次眼保健操即可显著降低青少年的调节滞后[1]，而调节滞后被认为在青少年近视的发生发展中具有重要作用。

- 另一研究通过长期的观察发现，长期坚持做正确的眼保健操的儿童，其近视进展慢于不正确做眼保健操或不做眼保健操的儿童[2]。

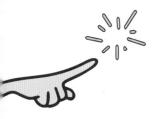

总之，眼保健操防控近视进展是有效的，但孩子们日常做眼保健操的次数本就较少，而能找准穴位、正确做眼保健操的更是少之又少。而且单纯靠眼保健操这一项措施，很难以抵抗持续看书、使用电子产品等过大的用眼负荷。

因此，要引导孩子从小开始坚持做正确的眼保健操，适当增加正确做眼保健操的次数。此外，还应该联合其他有效的近视防控措施，如提倡的"一减一增"，即减少持续近距离用眼的时间、增加户外活动时间等，共同发挥预防近视的作用。

第一章

第二章

第三章

第四章

第五章

第六章

第七章

第八章

第九章

第十章

第十一章

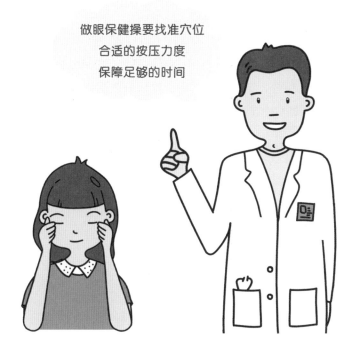

做眼保健操要找准穴位
合适的按压力度
保障足够的时间

参考文献

[1]Li SM, Kang MT, Peng XX, et al. Efficacy of chinese eye exercises on reducing accommodative lag in school-aged children: a randomized controlled trial[J]. PLoS One, 2015,10(3):e0117552.
[2]Kang MT, Li SM, Peng X, et al. Chinese Eye Exercises and Myopia Development in School Age Children: A Nested Case-control Study[J]. Sci Rep, 2016,6:28531.

51 中医耳针对近视管不管用？

中医学治疗眼科疾病有着悠久历史，早在《黄帝内经》中，就已经对眼的解剖生理，眼病的病因病机、临床证候、针刺疗法等做了初步的论述。

> 耳穴疗法是中医微针疗法之一，相对于针灸疗法，具有操作简便、创痛量小等特点，易被怕疼、年龄较小的患者接受，应用于一些眼科疾病的治疗。

● 国内有临床实验发现，采用不同的耳针穴位组合刺激，能够缓解眼疲劳、提高视力、治疗睫状肌痉挛引起的"假性近视"（调节性近视）[1-2]。

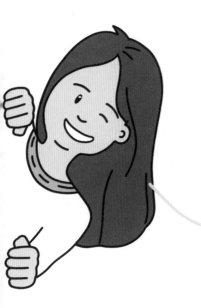

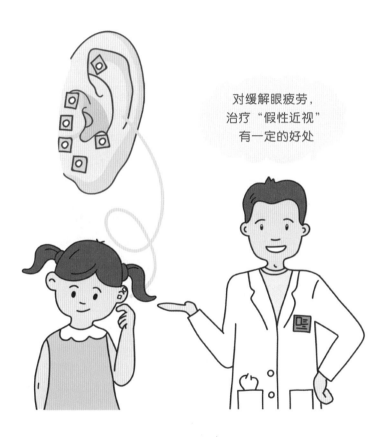

因此，对于缓解眼疲劳、治疗"假性近视"，中医耳针是一种选择。但是，目前中医耳针能否延缓近视度数的进展，仍然需要严谨、科学的实验去证实。

结合儿童青少年学习忙碌、怕疼的特点，耳穴疗法有取穴少而精、简便易行的特点，适合用于近视的早期预防和干预。

对缓解眼疲劳，
治疗"假性近视"
有一定的好处

第一章

第二章

第三章

第四章

第五章

第六章

第七章

第八章

第九章

第十章

第十一章

参考文献

[1]邓元江,刘卫英.体针、耳针治疗青少年近视临床观察[J].中国针灸, 2003, 23(10):574-576.

[2]彭剑晖,田屹.耳针治疗青少年近视1050例疗效观察[J].针灸临床杂志,2005,21(5):47-47.

52 一些家长在给孩子使用低浓度阿托品，什么是低浓度阿托品？

阿托品其实很常见，尤其在散瞳验光的时候，我们所说的"慢散"就是使用阿托品。应用1%阿托品进行睫状肌麻痹验光也是7岁以下近视、内斜视、高度远视等儿童验光必不可少的步骤。

- 近年来的研究表明，不同浓度的阿托品滴眼液对延缓近视的发展有明显效果，低浓度阿托品一般指浓度为0.01％的阿托品。国外有研究发现，阿托品对近视进展的延缓作用具有浓度依赖性，浓度越高，效果越好。

- 高浓度（1％、0.5％）的阿托品虽然可以有效延缓近视度数和眼轴的增长，但同时会伴有一些由药物本身的药理作用引起的不良反应[1]。虽然0.01％阿托品效果不如高浓度那么好，但综合孩子可耐受不良反应的程度和效果，现在大多使用此浓度的阿托品。

阿托品的不良反应主要包括以下几个方面

瞳孔散大、畏光和视近模糊的现象	阿托品对眼睛的作用主要是松弛睫状肌，但会附带引起瞳孔扩大，同样条件下进入眼球的光线更多，因此会畏光。0.01％阿托品对于瞳孔大小的改变相对于高浓度的阿托品是非常小的，造成的暂时性视近模糊的恢复速度也更快。
可能引起过敏问题	有小部分儿童和青少年会发生过敏性结膜炎、过敏性睑缘炎等问题。一旦出现过敏问题，停药后积极治疗即可消失。
眼压变化	阿托品使用后，瞳孔散大，可能会引起眼压升高。但国外研究表明，使用与不使用阿托品的两组孩子，3年后眼压并没有明显差异[2]。

总的来说，低浓度（0.01％）阿托品可以明显延缓近视的进展，不良反应相对较轻，近视儿童更容易接受。

第一章

第二章

第三章

第四章

第五章

第六章

第七章

第八章

第九章

第十章

第十一章

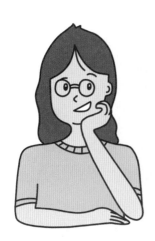

大夫，听说阿托品能延缓近视度数增加？

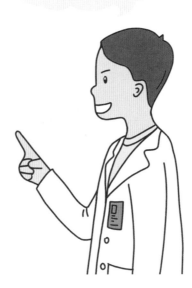

是的，是低浓度阿托品，目前多推荐浓度为0.01％的阿托品

参考文献

[1]Chia A,Lu QS,Tan D.Five-Year Clinical Trial on Atropine for the Treatment of Myopia 2: Myopia Control with Atropine 0.01% Eyedrops[J]. Ophthalmology, 2016, 123(2):391-399.

[2]Wu TE, Yang CC, Chen HS. Does atropine use increase intraocular pressure in myopic children? [J]. Optometry & Vision Science Official Publication of the American Academy of Optometry, 2012, 89(2):E161-E167.

53 低浓度阿托品为什么能延缓近视进展，效果如何？

低浓度阿托品延缓近视进展的具体原因还不明确。近视发病原因之一的调节紧张学说认为：近视的发生与长期使用调节造成的睫状肌紧张有关，推测阿托品通过放松和解除睫状肌紧张从而达到延缓近视的作用。最近的研究认为：阿托品并非通过放松睫状肌而发挥作用，可能是通过直接作用于巩膜和视网膜而发挥作用的[1]。

关于阿托品延缓近视进展和眼轴延长的效果如何，国内外学者进行了很多研究。新加坡的一项为期5年的研究发现：

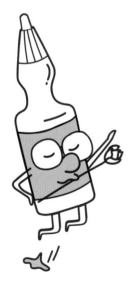

- 分别用1%、0.5%、0.1%、0.01%浓度的阿托品给近视儿童双眼规律点药（每晚1次），使用阿托品2年后发现，1%、0.5%、0.1%、0.01%浓度的阿托品分别可以减缓80%、75%、70%、60%的近视进展。

- 此研究表明了阿托品可以明显延缓近视的进展，但是有浓度依赖性，即浓度越高、效果越好。使用0.01%阿托品5年后（第3年未用药），平均近视进展不到1.4D（140度）；而从未使用低浓度阿托品的对照组孩子两年半时近视进展就达到1.4D（140度）[2]。

第一章

第二章

第三章

第四章

第五章

第六章

第七章

第八章

第九章

第十章

第十一章

国内有学者对既往开展的11项研究做了综合分析，结果表明：

⊕ 亚洲儿童使用低浓度阿托品后每年减缓近视进展为50度左右

⊕ 白种人儿童使用阿托品每年减缓近视进展为40度左右

表明阿托品延缓近视进展的效果明显，且对亚洲儿童比白种人儿童更有效[3]。

需要说明的是，虽然低浓度阿托品延缓近视进展的效果是明确的，但从既往研究看，低浓度阿托品存在10%左右的无应答率，也就是说，少数孩子用了低浓度阿托品也不能延缓近视进展。

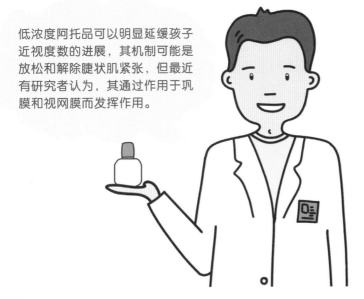

低浓度阿托品可以明显延缓孩子近视度数的进展，其机制可能是放松和解除睫状肌紧张，但最近有研究者认为，其通过作用于巩膜和视网膜而发挥作用。

参考文献

[1]MeBrien NA, Stell WK, Carr B. How does atropine exert its anti-myopia effects?[J]. Ophthalmic Physiol Opt, 2013, 33(3)：373-378.

[2] Chia A, Lu QS, Tan D. Five-Year Clinical Trial on Atropine for the Treatment of Myopia 2: Myopia Control with Atropine 0.01% Eyedrops[J]. Ophthalmology, 2016, 123(2):391-399.

[3]Li SM, Wu SS, Kang MT, et al. Atropine slows myopia progression more in Asian than white children by meta-analysis[J]. Optom Vis Sci 2014;91(3):342-350.

54 如何正确使用低浓度阿托品，应该注意哪些事项？

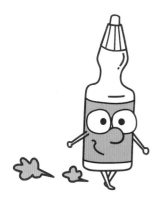

目前，在新加坡、中国香港和中国台湾等地，使用低浓度阿托品减缓近视进展颇为流行。但是低浓度阿托品并没有在中国大陆批准上市，于是有的家长通过海外代购，更有甚者按照网上的配方，使用阿托品注射液自行调配，这些做法都是不可取的。阿托品滴眼液是一种处方药，应当注意药物使用的适应证和禁忌证，绝不能滥用，以免对孩子的眼睛产生二次伤害。

即使是低浓度的阿托品滴眼液，也可能会存在一定的不良反应，比如：

- 瞳孔散大
- 畏光
- 视近模糊
- 面红
- 发热
- 口干

自行调配的药物更是存在药物浓度不当、成分不稳、易被污染等风险，安全隐患非常大。

因此，如果孩子处在近视进展快的时期，想尝试使用低浓度阿托品，一定要到正规医院就诊，首先确认是否适合使用低浓度阿托品。另外需要注意，使用低浓度阿托品前检查患儿的双眼视觉功能（眼位、集合、散开、调节等）极为重要。

目前，临床上一般建议在孩子近视的年龄低且近视度数高、进展快，或其他近视控制方法不合适、效果不好的情况下使用。

使用低浓度阿托品滴眼液的一些注意事项

◦ 点眼后要按压内眼角3分钟，防止阿托品从泪小点进入鼻腔被吸收。

◦ 虽然是晚上点药，部分孩子第2天还是会有不同程度的瞳孔扩大，户外畏光的表现，可以为孩子戴遮阳帽或配戴一副可以自动变色的眼镜。部分孩子使用后由于放松了睫状肌，眼睛调节能力下降而出现看近处模糊的现象。所以需要到有临床研究资质的医疗机构，在医生密切监控下指导使用。

按压内眼角3分钟，避免药物经鼻泪管流到鼻腔，减少鼻黏膜的吸收，从而减少药物对全身的影响。

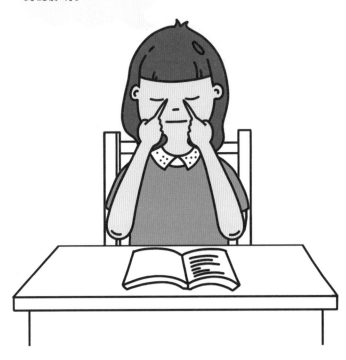

第一章

第二章

第三章

第四章

第五章

第六章

第七章

第八章

第九章

第十章

第十一章

55　听说有一种晚上戴，白天不用戴的OK镜可以延缓近视进展，什么是OK镜？

OK镜起源于美国，全称为角膜塑形镜，国内也称为角膜塑形技术[1]。角膜塑形镜是一种特殊设计的硬性透气性的隐形眼镜，夜间睡觉时配戴，早晨醒来时取出。

通过镜片对角膜中央区域的物理性压平、塑形，减少角膜中央屈光度，使成像焦点后移到视网膜上，达到白天不戴眼镜仍能够拥有清晰视力的效果，是目前国际认可的可以延缓儿童青少年近视的一种方法。

配戴角膜塑形镜的说明

- 白天一般无需配戴任何眼镜，也能视力清晰，达到"无近视"的效果。

- 能够有效延缓近视的快速进展，延缓眼轴增长。角膜塑形镜采用高透氧材料，材质较硬但具备一定弹性，同时具有良好的湿润性、透气性能和透光率，在接触眼睛配戴过程中，有较好的安全性。

但是，角膜塑形镜属于一种特殊的隐形眼镜，理论上依然会有隐形眼镜的并发症如角膜感染、角膜上皮点状剥脱、结膜充血等。

所以要求配戴者能严格遵从科学配戴方法、定期复查，才能降低并发症的发生。

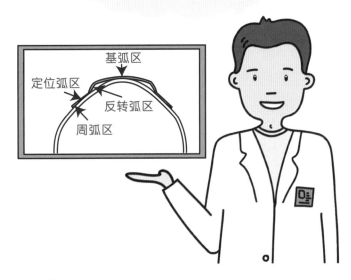

角膜塑形镜的材料不能像软性隐形眼镜那样对折和反折，但仍具有一定抗变形能力，正确护理操作一般不会碎裂，但仍需注意，要轻柔操作，避免指甲或硬物划伤。在配戴过程中轻柔碰触眼睛，通常镜片不会在眼睛中破碎，但在配戴和护理过程中用力挤压镜片，则很可能导致镜片破损。

家长担心长期配戴角膜塑形镜会让角膜变薄，但目前没有数据显示长期配戴角膜塑形镜会让角膜变薄。不过，在角膜塑形镜的配戴过程中，由于镜片压迫角膜中央区引起泪液及角膜上皮移行，可造成角膜中心厚度暂时性变薄10～20微米，但这种角膜厚度的变化会在停戴塑形镜后恢复，不会对角膜安全造成影响。

OK镜通过改变角膜曲率，减小周边视网膜的远视性离焦，达到延缓近视进展的效果。

基弧区
定位弧区
反转弧区
周弧区

参考文献

[1]Parker KE, Leach NE. Orthokeratology:An Academic Perspective[J]. Eye & Contact Lens, 2015, 42(1):56-60.

第一章

第二章

第三章

第四章

第五章

第六章

第七章

第八章

第九章

第十章

第十一章

56　我家孩子是否适合配戴OK镜来矫正近视？

角膜塑形镜配戴有"门槛"，不是所有的孩子都可以配戴。

第一，孩子的年龄应在8岁以上，需要有一定的自理能力，卫生条件和习惯良好且需要家长的监护。

角膜塑形镜由于直接接触眼球，因此对于配戴者的日常卫生及镜片护理要求很高。如不注意使用时的卫生，或会引起眼部炎症。镜片需要严格的清洁、护理、贮存才能确保角膜塑形镜使用过程中的安全、卫生。

此外，除了要关注戴镜过程中的安全问题外，还应注意戴镜后的依从性等问题，按照要求定期复查，发现眼睛或镜片异常时要及时停戴，听从医生建议，不要超期使用镜片。如果年龄太小，则适应性及护理能力难以得到保证，安全性将会大打折扣[1]。

第二，角膜塑形镜更适用于近视度数发展较快的儿童。

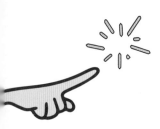

近视儿童多数是眼轴过长导致的，其眼球后极部呈长椭圆状态，研究认为配戴角膜塑形镜后，角膜形态发生变化，周边视网膜形成了近视性离焦状态，这种状态可延缓近视进展，减缓眼轴增长[2-3]。

第一章

第二章

第三章

第四章

第五章

第六章

第七章

第八章

第九章

第十章

第十一章

第三，孩子近视的度数最好在600度以下，散光的度数在150度以下，且角膜曲率（弯曲度）正常。

如果近视度数超过600度，虽然可以配戴，但要根据眼球的结构预测矫正效果，可能会有一些度数残余，需要辅助配戴一副低度数的框架眼镜。

此外，配戴者还需排除眼部进行性疾病，且排除具有免疫功能低下的各种慢性疾病，如糖尿病、肾病、肝病、血液病等。

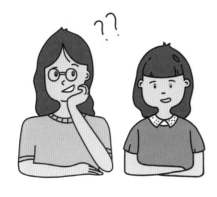

我的孩子适不适合配戴OK镜？

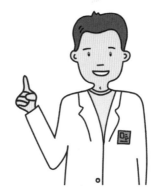

年龄要在8岁以上
更适合近视度数发展快的儿童
近视度数一般在600度以下

参考文献

[1]Liu YM, Xie P. The Safety of Orthokeratology—A Systematic Review[J]. Eye & Contact Lens: Science & Clinical Practice, 2016, 42(1):35-42.

[2]Li X , Friedman IB , Medow NB , et al. Update on Orthokeratology in Managing Progressive Myopia in Children: Efficacy, Mechanisms, and Concerns[J]. Journal of Pediatric Ophthalmology & Strabismus, 2017, 54(3):142-148.

[3]魏士飞, 李仕明, 孙芸芸, 等. 配戴角膜塑形镜和框架眼镜对近视儿童周边屈光度影响的随机对照临床试验[J]. 中华实验眼科杂志. 2017, 35(10):930-935.

57　OK镜"扣"在角膜上安全吗，有哪些注意事项？

角膜塑形镜本身是安全的，其相关的眼部不良反应的出现主要是因为以下原因造成的：

- 配戴者没有接受足够的培训和指导
- 配戴方式不正确
- 不按照卫生要求清洁镜片
- 不及时到医疗机构进行复查和调整

角膜塑形镜直接接触眼球，配戴前、配戴过程中都有许多要注意的问题，因此要随时注意眼部状况，定期复查，保证配镜的安全和卫生。为了保证配戴的安全，下面具体讲一下注意事项。

- 第一，配戴前需要注意的准备工作：剪除过长的指甲，认真用肥皂洗净双手，尤其要反复冲洗要戴镜片的手指。
- 第二，戴镜过程中应该注意的问题：配戴镜片时，应使凹面向上放在食指指尖，在拨开上下眼睑时，应确保角膜完全暴露，成功戴镜后，确认镜片已戴在角膜正中后慢慢松开拉眼睑的手指，闭眼适应。每次戴镜后将镜盒里的护理液倒掉并消毒，将镜盒自然晾干待下次使用。

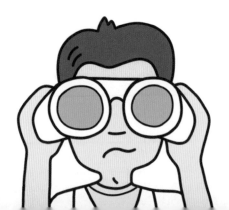

第一章

第二章

第三章

第四章

第五章

第六章

第七章

第八章

第九章

第十章

第十一章

● 第三，摘镜时应注意的问题：摘镜前用肥皂充分洗手并冲洗掉肥皂液；先在镜盒中倒入适量护理液准备放镜片；摘镜前将舒润液点入双眼后眨眼，待镜片在角膜上正常滑动后取镜；将眼睑拉开完全暴露角膜，用吸棒对准镜片的偏外或略偏下方，完全接触到镜片后，将镜片吸出，切记不可垂直在角膜中央处直拉镜片，以免损伤角膜；将摘下的镜片用专用的护理液清洗干净，然后放入专用镜盒中，再添加护理液将整个镜片完全浸没，盖紧镜盒。每天镜片浸泡要6～8小时；用后的吸棒可用护理液冲洗、晾干，吸棒盒保持干燥，并定期更换，以免滋生细菌。

● 此外，一定要遵医嘱，定期复查，如果有不适，随时就诊。

初戴镜者要求在第2天早晨戴镜复诊，第1个月内每周复诊，1年内每月复诊，1年后根据具体情况，每3～6个月复诊一次。戴镜期间，若有感冒、发烧，眼红或不适，分泌物增多，应立即停戴并联系主治医生就诊。

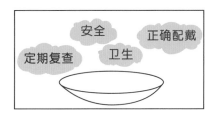

配戴OK镜
应该注意什么？

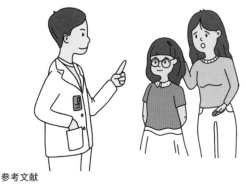

孩子配戴OK镜的过程中，如果出现眼红、眼痒、眼痛和视物模糊等不适时，一定要立即停戴并去医院就诊。

参考文献

[1]Li SM,Kang MT, Wu SS,et al. Efficacy, safety and acceptability of Orthokeratology on slowing axial elongation in myopic children by meta-analysis[J]. Curr Eye Res, 2016, 41(5):600-608.

[2]Liu YM ,Xie P. The Safety of Orthokeratology—A Systematic Review[J]. Eye & Contact Lens: Science & Clinical Practice, 2016, 42(1):35-42.

58 停止配戴OK镜后，近视会不会反弹？

角膜塑形镜不仅能够矫正孩子的视力，还能延缓近视度数的增长，但很多家长在为延缓效果感到开心的同时，也会有所担心：配戴时能够延缓近视度数的增长，那停戴后度数会不会反弹，增长得更快呢？对于这一点，答案是不会的。

因为角膜塑形镜只是给角膜塑形，孩子在夜间配戴，第2天获得清晰的裸眼视力，但其本身并没有治愈近视，并不能使近视孩子已经拉长的眼轴缩短。所以，并不涉及到所谓近视反弹的问题，准确说应是停止配戴后角膜塑形效果消失，已经获得的清晰裸眼视力水平会逐渐恢复到配戴前的状态，孩子的近视度数会在目前的基础上按照自己年龄段该有的增长速度变化，这是因为塑形效果具有可逆性[1]。

角膜塑形镜通过改变角膜前表面的形态，使得中央部变平坦（曲率变平，屈光度变小），中周部变陡峭（曲率变陡，屈光度变大），重塑角膜屈光力，这种改变角膜形态的作用是暂时的。

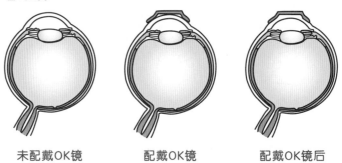

未配戴OK镜　　　　配戴OK镜　　　　配戴OK镜后

研究显示，配戴角膜塑形镜后，中央角膜厚度减小。配戴1年并停戴1个月后与刚开始配戴前相比，中央角膜厚度已基本恢复[2]。

停戴角膜塑形镜后，孩子的近视度数按照自己年龄段该有的增长速度变化，进展的程度跟孩子身体生长的速度、用眼习惯、近距离用眼负荷等因素密切有关。不会出现度数加深更快，更不会出现停戴后原本控制住的度数又重新增长的情况。

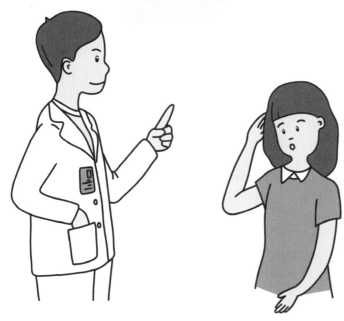

停止配戴后，角膜塑形效果消失视力恢复到配戴前的状态。

第一章

第二章

第三章

第四章

第五章

第六章

第七章

第八章

第九章

第十章

第十一章

参考文献

[1]Soni PS, Nguyen TT, Bonanno JA. Overnight orthokeratology: refractive and corneal recovery after discontinuation of reverse-geometry lenses.[J].Eye & contact lens,2004,4(4):254-262.
[2]魏士飞,李仕明,孙芸芸,等. 角膜塑形镜对低中度近视儿童眼球生物学参数的影响[J]. 中华眼视光学与视觉科学杂志, 2017, 19(9):548-553.

59　哪里可以验配到放心的OK镜？

角膜塑形镜在延缓眼轴延长和近视进展方面是相对安全、有效的手段，但其验配属于医疗行为，需要到正规医疗机构，在专业眼科医师的指导下进行。

验配角膜塑形镜需要经过一系列多达十几项的检查，确定是否符合配戴条件。

- 如眼睛存在结膜、角膜、泪膜、眼睑等方面的异常或其他全身性的禁忌证，或生活环境、卫生条件不合格不能配合或听从医生嘱咐等，都不适合配戴角膜塑形镜。如果忽略了这些严格的标准，造成的后果可能很严重，而严格的适应证选择能有效地减少后续的配戴风险。

- 另外，配戴过程中若因不注意卫生或戴镜不合理等，出现角膜感染、角膜损伤等并发症，医务人员及时、合理的处理尤为重要。

- 角膜塑形镜依旧是一种接触镜，由于与人眼相接触，有影响眼睛正常生理的风险，被列为三类医疗器械进行管理和使用[1]。

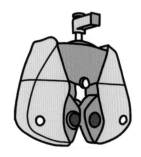

角膜塑形镜应当在符合《卫生部关于加强医疗机构验配角膜塑形镜管理的通知》（卫医发〔2001〕258号）规定的医疗机构验配。也就是说，角膜塑形镜必须在具有《医疗机构执业许可证》的二级及以上医疗机构进行验配，并且要求该验配人员中的医师应具有中级以上眼科执业医师资格，要求技师具有中级以上技师职称，须在眼科医生的指导下完成验配工作。

我想给孩子
配戴OK镜

验配OK镜属于医疗行为，
要去正规医疗机构。

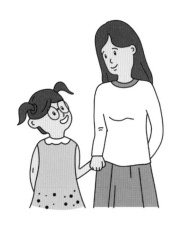
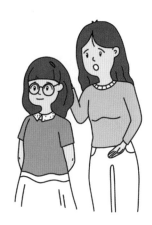

第一章

第二章

第三章

第四章

第五章

第六章

第七章

第八章

第九章

第十章

第十一章

参考文献

[1]毛欣杰, 吕帆. 角膜塑形术的安全因素不容忽视[J].中华眼视光学与视觉科学杂志, 2016, 18(2):69-71.

60 RGP隐形眼镜是什么？适合什么样的人群?

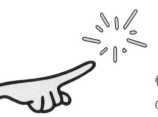

临床上使用的硬性透气性接触镜，包括矫正屈光不正的硬性透气性接触镜(简称RGP镜)和前面介绍的角膜塑形镜（简称OK镜）[1]。

- 与OK镜不同，RGP隐形眼镜是一种白天配戴，夜间睡觉时需要摘掉的隐形眼镜。

- RGP镜同样需要根据配戴者的屈光度、角膜曲率等数值来进行验配，使配戴者获得良好的矫正效果和舒适度。

- 但因RGP镜材料的高透氧性和特殊的光学性能，同时，由于白天配戴，护理要求相对低，其适用范围相较于角膜塑形镜更为宽泛。

下面介绍RGP镜的适应证和非适应证[1]。

RGP镜适应证

- 配戴者年龄：RGP镜适用于有需求而又无禁忌证的任何年龄的配戴者。年龄过小者，建议增加对安全性的监控。

- 近视、远视、散光、屈光参差。其中高度近视、远视和散光可优先考虑选择。

- 青少年近视快速进展者。

- 眼外伤、手术后无晶状体眼。

- 角膜屈光手术后或角膜移植手术后屈光异常。

- 圆锥角膜及角膜瘢痕等所致的高度不规则散光。

第一章

第二章

第三章

第四章

第五章

第六章

第七章

第八章

第九章

第十章

第十一章

◦ 长期配戴软镜出现缺氧反应或引发巨乳头性结膜炎，而又无法放弃接触镜者。

RGP镜非适应证

◦ 眼表活动性疾患或影响接触镜配戴的全身性疾病等。

◦ 长期处于多风沙、高污染环境中者。

◦ 经常从事剧烈运动者。

◦ 眼睛高度敏感者。

　　RGP镜与OK镜一样与角膜直接接触，是国家食品药品监督管理局规定的Ⅲ类医疗器械。

　　临床RGP镜的验配有一定的规范和流程，同样对配戴者的日常卫生及镜片护理有要求，从而保障其有效性和安全性。

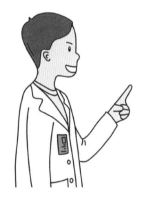
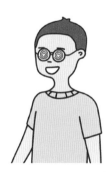

使用RGP隐形眼睛是你的理想选择

我近视度数高、散光还大

孩子配戴RGP镜的过程中，如果出现眼红、眼痒、眼痛和视物模糊等不适时，一定要立即停戴并去医院就诊。

参考文献

[1]中华医学会眼科学分会眼视光学组. 硬性透气性接触镜临床验配专家共识(2012年)[J]. 中华眼科杂志, 2012, 48(5): 467-469.

61 RGP隐形眼镜可以延缓近视的发展吗?

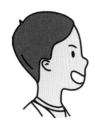

RGP镜以其高透氧性、特殊的理化性质和光学性能，近年来被应用于医学光学矫正。研究发现，RGP镜与框架眼镜比较，有一定的近视延缓效果[1-2]。

- 1997年，国外研究人员在新加坡对120名8～13岁配戴RGP镜片的儿童进行了3年的研究。结果表明，3年平均近视加深为：配戴RGP的孩子为0.44D（44度），而配戴框架眼镜的孩子为0.78D（78度）；眼轴延长情况为：配戴RGP镜的孩子为0.21毫米，而配戴框架眼镜的孩子为0.32毫米。

- 这一研究证明了RGP镜片可延缓近视者近视进展和眼轴增长[2]。此外，国内也有多项临床研究发现相对于配戴框架眼镜，配戴RGP镜可使角膜曲率半径明显增大、变得平坦，同时可减缓近视进展。

国内外的相关研究认为RGP镜能够延缓近视的发展，可能原因是由于角膜中央曲率、眼轴长度和眼睛离焦程度三方面受到干预。

- 首先是RGP镜片质硬，在瞬目时，可对角膜产生一定压迫作用，这种压迫作用可使角膜变平，从而减少了角膜的屈光度及角膜的散光。

第一章

第二章

第三章

第四章

第五章

第六章

第七章

第八章

第九章

第十章

第十一章

- 另外，由于镜片基弧与角膜前表面的不规则区之间有一定的泪液填充，消除了角膜前散光，可能由此去除了部分诱发近视度数加深的因素。

- RGP镜成型良好，附着在泪液层上，能减少配戴眼镜产生的周边成像差异，这也可能有助于延缓近视加深。

    RGP镜与OK镜比较，其延缓近视进展的效果较小。但由于RGP镜适用范围广，可作为儿童青少年近视矫正的一个选择，尤其是矫正角膜不规则散光、高度散光和屈光参差等。

有一定效果

RGP镜可以延缓
近视发展吗？

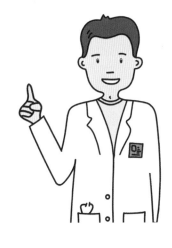
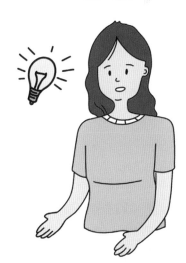

参考文献

[1] Walline, Jeffrey J. A Randomized Trial of the Effects of Rigid Contact Lenses on MyopiaProgression[J]. Archives of Ophthalmology, 2004, 122(12):1760-1766.
[2]Khoo CY, Chong J, Rajan U. A 3-year study on the effect of RGP contact lenses on myopic children [J]. Singapore medical journal, 1999, 40 (4): 230-237.

62　什么是渐进镜？渐进镜可以延缓近视进展吗？

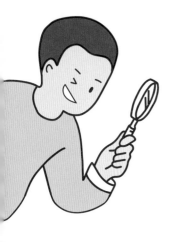

渐进镜又称为渐变焦眼镜，即在同一只镜片上有多个焦点，属于多焦眼镜的一种。

- 多数人配戴的框架眼镜是单焦眼镜，即一只镜片上只有一个焦点。渐进式镜片是在双焦点镜片的基础上发展而来的，即在上、下两个焦距的过渡中，通过改变镜片的表面曲率，使两个焦点间的屈光度逐渐发生变化，满足看远、看近以及注视中间距离的需求。

- 配戴者在观察远/近物体时，没有双焦距式眼镜使用时眼球必须不断调整焦距的疲劳感，也没有在两个焦距之间那条明显的分界线。

> 渐进镜片的设计具有全程清晰视力、无"像跳"现象等优点。缺点就是渐进镜片两边存在不同程度的干扰区，会使周边视野产生泳动感。

- 渐进镜由于采用下加屈光度来帮助调节，可以帮助戴镜者看清近处的物体，常用于老视者的验配，满足其注视不同距离的需求。有些机构也用其来进行近视的验配。

- 渐进镜延缓近视进展的理论基础是减少视近时的调节反应，减轻调节幅度，并由此减少可以触发眼轴增长的远视性离焦。究竟效果如何呢？

第一章

第二章

第三章

第四章

第五章

第六章

第七章

第八章

第九章

第十章

第十一章

- 国外有一项为期3年的随访研究发现，相比于配戴普通框架眼镜的近视者，配戴渐进镜者近视进展少了20度，差异较小，因此渐进镜延缓近视进展的效果比较小[1-2]。

- 渐进镜延缓近视进展目前认为：对伴随内隐斜孩子有效，而对伴随外隐斜孩子是无效的。

　　总的来说，配戴渐进镜多焦点眼镜可通过减少调节，能一定程度上减缓近视的发展，但效果有限。

　　配戴前需要有严格的适应证的筛查，与此同时，也需要在眼科医生的指导下进行科学配戴，每3个月需要做一次全面复查。

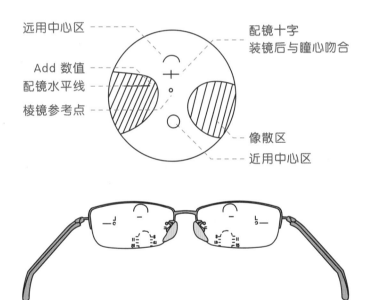

远用中心区
配镜十字　装镜后与瞳心吻合
Add 数值
配镜水平线
棱镜参考点
像散区
近用中心区

参考文献

[1]Gwiazda J, Hyman L, Hussein M, et al. A Randomized Clinical Trial of Progressive Addition Lenses versus Single Vision Lenses on the Progression of Myopia in Children[J]. Investigative Opthalmology & Visual Science, 2003, 44(4):1492-1500.

[2]刘洛如, 李仕明, 李偲圆, 等. 渐进镜和单焦点眼镜延缓学龄儿童近视的Meta分析[J]. 中华眼视光学与视觉科学杂志, 2011, 13(5):39-43.

第八章

近视矫正除了眼镜还有其他选择

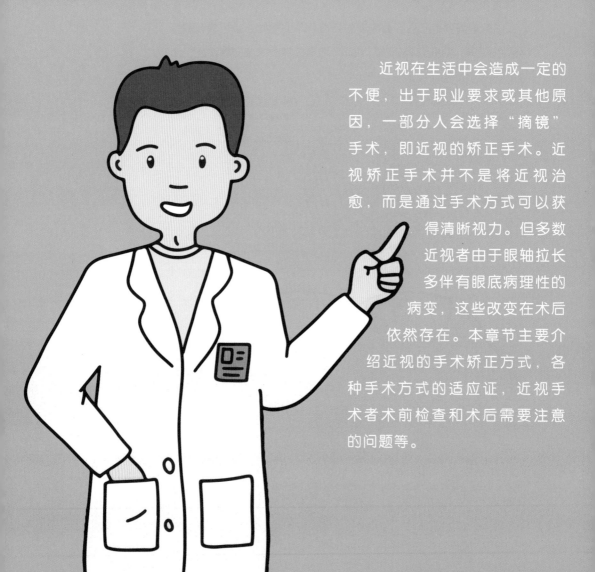

近视在生活中会造成一定的不便，出于职业要求或其他原因，一部分人会选择"摘镜"手术，即近视的矫正手术。近视矫正手术并不是将近视治愈，而是通过手术方式可以获得清晰视力。但多数近视者由于眼轴拉长多伴有眼底病理性的病变，这些改变在术后依然存在。本章节主要介绍近视的手术矫正方式，各种手术方式的适应证，近视手术者术前检查和术后需要注意的问题等。

63 角膜激光近视手术后，近视是不是被治愈了?

做过角膜激光手术之后，不用戴眼镜就能看得很清楚，近视的眼睛被治好了? 可以和近视说再见了。小时候即使近视也没关系，长大了做近视激光手术就行了。

真的是这样吗?

其实角膜激光近视手术并不能治愈近视! 角膜激光手术是用电脑精确控制的激光束对角膜进行切削，去掉一个"凸透镜"，从而形成了一个凹透镜，即在近视者自己的角膜上磨出了一副合适的矫正"镜片"，从而使外界光线能够准确地会聚在视网膜上，达到矫正近视的目的。

角膜激光术后，眼底的结构并未发生改变。尤其是高度近视者，由于眼轴拉长多伴有眼底的病变[1]。角膜激光术后，虽然视力提高了，但这些眼底病理性改变依然存在，并没有被治愈。

因此，对于术后视力正常的近视者，依然要像以前近视时一样注意用眼卫生; 有眼底改变的近视者，依然需要定期复查眼底。

另外，虽然进行角膜激光手术者基本都是18岁以上的成年人，传统观点认为成年人的视力比较稳定，不容易进一步下降，但实际情况并非如此。18岁以后近视还在增加的人并不在少数，这主要是由于长时间、近距离的用眼仍然可导致近视进一步加深。

因此，对于以近距离用眼工作为主的人来说，角膜激光手术后1~2个月内，应减少近距离用眼时间，不仅可避免眼部疲劳、酸痛等不适，而且有利于眼睛的恢复。对于术后较久的近视者，仍然要注意用眼卫生，尤其是长时间看电脑和伏案工作者，用眼40分钟后一定要休息10~15分钟，避免过度用眼导致角膜激光手术后视力的回退。

FS-LASIK手术原理

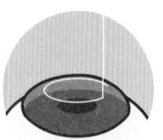 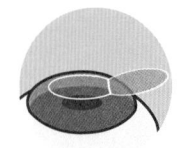 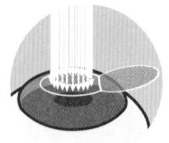 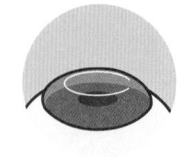

| 激光制瓣 | 掀起膜瓣 | 激光治疗 | 膜瓣复位 |

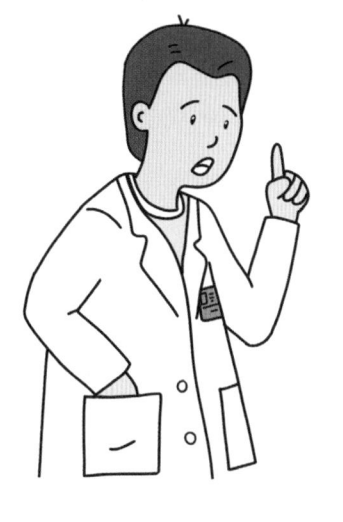
没有，近视的并发症
风险依然存在的

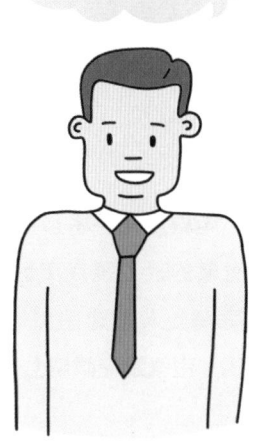
近视屈光手术后，
我的近视是不是
治愈了？

参考文献

[1]李涛,周晓东.高度近视底形态特征的研究进展[J].中国眼耳鼻喉科杂志,2018,18(06):434-437.

第一章

第二章

第三章

第四章

第五章

第六章

第七章

第八章

第九章

第十章

第十一章

64 主流的近视手术方式有哪些？

目前，主流的近视矫正手术方式有两大类[1]：

1 激光手术

包括三种	
Trans-PRK	经上皮准分子激光角膜表面切削术
FS-LASIK	飞秒激光辅助制作角膜瓣联合准分子激光角膜基质磨镶术
SMILE	飞秒激光小切口角膜基质透镜摘除术

2 眼内接触镜植入术

ICL	可以理解为将一种特殊的隐形眼镜安装到眼睛里，也称有晶状体眼人工晶状体植入术

角膜激光手术虽然分了三种，但基本原理是相同的。我们平时戴的近视镜其实是一个凹透镜，角膜激光手术的原理就是在角膜上人为地削掉一个凸透镜，相当于制造了一个"凹透镜"，也就是在眼睛上切成一个小型眼镜片的形状。

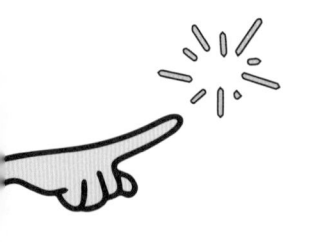

● Trans-PRK 手术直接用准分子激光从角膜的最外层开始切削，按照事先设计好的方案，先削掉角膜上皮层和前弹力层，然后削基质层。

第一章

第二章

第三章

第四章

第五章

第六章

第七章

第八章

第九章

第十章

第十一章

- FS-LASIK手术（俗称"半飞秒"）会先用飞秒激光把角膜掀起来一部分（医生称之为制作一个角膜瓣），上方留约4毫米左右的带相连；接下来用准分子激光根据不同度数设计的切削厚度，进行切削中间最厚的那层角膜（基质层），削好之后，再把角膜瓣复位回去。

- SMILE手术（俗称"全飞秒"）也是在角膜基质中制作一个"凸透镜"，之后再通过小切口将基质透镜取出，在角膜内形成了一个凹透镜。不同的是，SMILE手术在角膜基质内操作，所以不用制作角膜瓣。

有晶状体眼人工晶体植入术的原理，就是在透明的晶状体前放置一片很薄的人工晶状体，该人工晶状体起到"凹透镜"的效果，从而达到矫正近视的目的。

它的原理和前面三种激光手术不一样，激光手术是切削角膜，相当于"减法"，而晶状体眼人工晶体植入术是"加法"。

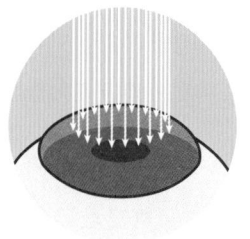

准分子激光角膜切削术

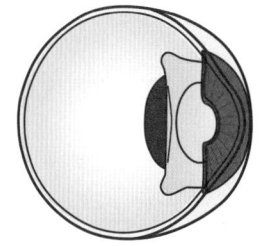

眼内接触镜植入术

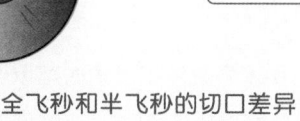

全飞秒和半飞秒的切口差异

参考文献

[1] 刘维锋,石浔.近视手术矫治的临床进展[J].国际眼科杂志, 2009,9(2):350-354.

65 听说眼睛里面放个小镜片就能矫正近视了？什么是眼内镜？

放个小镜片就能矫正近视，其实就是前面问题介绍的有晶状体眼人工晶体植入术。该手术就是把眼镜片变得很小、很软，直接植入到眼睛里，就像在眼球里面戴了个隐形眼镜，从而将外界光线聚焦在视网膜上，达到矫正近视的目的[1-2]，眼睛里面放的这个小镜片就是所谓的眼内镜。

那什么样的人适合眼内镜手术呢？

总的来说，眼内镜可用于矫正高度的近视、远视和散光，而无需去除或破坏角膜组织，对高度近视矫正效果尤为明显。

近视者同时具备以下条件时可以选择做眼内镜手术：

- 年龄介于18～50岁。18岁之前，近视度数还有可能进一步增加，因此18岁之前不适合做眼内镜手术。50岁之后大部分人已经出现了白内障，没有足够的空间放置眼内镜。

- 屈光度数稳定，不宜或不愿接受眼镜或接触镜，1200度以上的近视和600度以上的远视，以及角膜厚度较薄不宜行角膜激光术者。

- 角膜屈光手术后欠矫或过矫时可以选用眼内镜植入，或作为联合屈光手术以矫正1800～3500度的超高度近视。

- 前房深度大于2.9毫米。

第一章

第二章

第三章

第四章

第五章

第六章

第七章

第八章

第九章

第十章

第十一章

- 角膜内皮数大于等于2200个/平方毫米；眼压正常，排除正常眼压性青光眼；无葡萄膜炎病史；无白内障家族史；无糖尿病及自身免疫疾病等。

有晶状体眼人工晶状体植入术作为一种矫正屈光不正的手术方法,在保留晶状体的基础上将人工晶状体植入到眼球的后房间隙,具有可逆、保留调节力、不破坏眼球组织形状等优点，在矫正高度近视及散光方面体现了其优越性[3]。

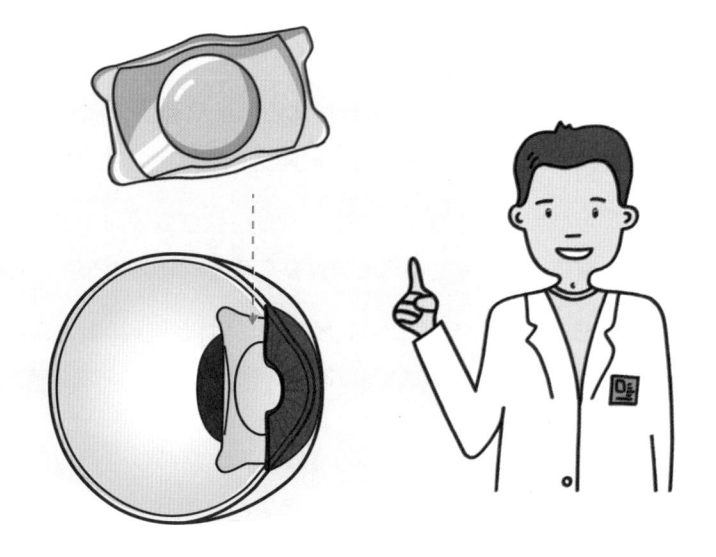

角膜薄，高度近视及超高度近视，不适合做角膜屈光手术，但前房深度大于2.9毫米，有"摘镜"意愿者，可考虑眼内镜手术

参考文献

[1]Wang X, Zhou X. Update on treating high myopia with implantablecollamer lenses[J]. Asia Pac J Ophthalmol (Phila), 2016, 5 (6):445-449.

[2]吴敬明，冯琛，陈艳路，等. 有晶状体眼后房型人工晶状体植入术矫正高度近视[J]. 眼科, 2012, 21(6): 390-394.

[3]Sanders DR,SchneiderD,Martin R, et al. Toric Implantable CollamerLend for moderate to high myopic astigmatism[J]. Ophthalmology, 2007, 114(1):54-61.

66 哪种近视手术方式效果更好？术后视力能达到什么程度？

手术效果好坏取决于是否选择了合适的手术方式。式式的选择需要根据患者的实际情况（年龄、性别、职业、屈光状态、角膜厚度、角膜曲率及手术需求等）进行综合考虑[1~2]。

- 对于中低度近视、角膜薄、无瘢痕体质、运动强度大或从事易发生外伤职业的人，如依从性好，可定期随访，选择角膜表层屈光手术。

- 对于术前近视度数在200~1200度，需要尽快恢复视力、避免疼痛及不便于定期随访的患者，如角膜相对较厚可选择角膜基质屈光手术。

- 角膜相对较薄的高度近视及超高度近视，对夜间视力要求高者，以及超薄角膜的中低度近视者，可以选择有晶状体眼人工晶状体植入术。

综上所述，如果只是200~300度的近视，眼睛没有其他疾病，角膜厚度也够，无论选择哪种手术方式，效果都会很好。

但如果角膜非常薄，角膜厚度低于450微米，可选择眼内镜植入手术。如果选择角膜激光手术的话，剩余的角膜太薄，无法抵抗眼内的压力，角膜就会向前突，继发圆锥角膜，造成视力明显降低。

所以说，哪种手术方式的效果更好，是没有定论的，一定要根据眼部条件，在医生的建议下选择合适的方式。

无论做哪种近视手术，术后第2天都可以看东西，但清晰度是有一些差别的。

第一章

第二章

第三章

第四章

第五章

第六章

第七章

第八章

第九章

第十章

第十一章

FS-LASIK 和 SMILE	术后第2天视力就可以恢复很好，很多患者基本能达到1.0甚至1.2的视力
Trans-PRK 手术	术后恢复得慢一点，需要24～48小时等角膜上皮层恢复后才会有比较满意的视力
眼内镜植入手术	由于无需切除角膜组织，角膜形态保留完整，因此第2天视力就能恢复到较为满意的程度。但眼内镜作为眼内手术具有一定的风险，目前临床用于治疗超高度近视及薄角膜者

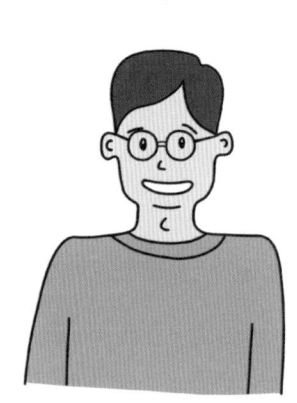

医生，我应该选择
哪种近视矫正手术?

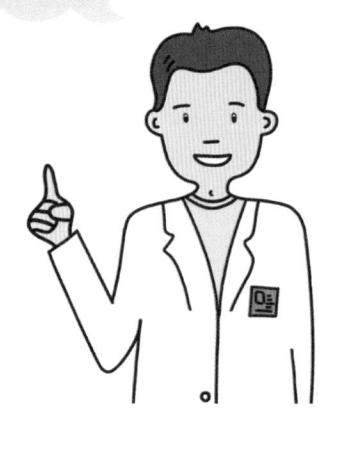

不同近视矫正手术，
各有优缺点和适合的人，
我会帮你选择

参考文献

[1]李莹,毛文明.多元化屈光手术的设计与抉择[J].中华眼视光学与视觉科学杂志, 2016, 18(12):705.

[2]张丰菊,李玉.慎重开展有晶状体眼人工晶状体植入术治疗中低度近视眼[J].中华眼科杂志, 2018,54(10):726-728.

怎么判断自己能不能做近视手术？近视手术的时机又是何时？

不是人人都适合做近视矫正手术，做近视矫正手术要符合以下要求

- 患者本人有强烈的摘镜需求；

- 年满18周岁以上（最好是24周岁）；

- 近2年度近视度数稳定，每年增长的近视度数不超过50度；

- 角膜激光手术矫正屈光不正是有范围的，根据角膜厚度，近视要求在100~1200度，远视600度以下，散光在500度以内；

- 角膜厚度大于450微米（取决于屈光状态）；

- 现戴角膜接触镜者：软镜应停戴2周以上，硬镜应停戴4周以上，OK镜应停戴1~3个月以上；

- 眼睛检查无活动性眼病者，如急性结膜炎，睑缘炎，角膜炎，角膜溃疡，泪囊炎，虹睫炎等；

- 全身无限制的疾病：如具有瘢痕体质、艾滋病、糖尿病、胶原性疾病、自身免疫性疾病等；

- 眼内晶体矫正手术需要前房深度合适，角膜内皮细胞密度在可接受的范围内（这需要通过详细的眼科检查进行确定）。

第一章

第二章

第三章

第四章

第五章

第六章

第七章

第八章

第九章

第十章

第十一章

未满18周岁的近视者是不建议做近视矫正手术的。因为未成年人随着年龄的增长，近视度数还会出现不同程度的增高。如果此时做近视手术，虽然手术完全矫正了近视，但是由于近视度数未定型，术后眼轴的进一步延长，视力可能会再次发生下降。

18周岁以上	青少年身体各器官发育成熟，但也不是每个人的屈光度都在此时达到稳定状态[1-2] 在做手术前，应先观察下近2年内近视度数增长情况，如果每年度数增长不超过50度，才可考虑做这类手术

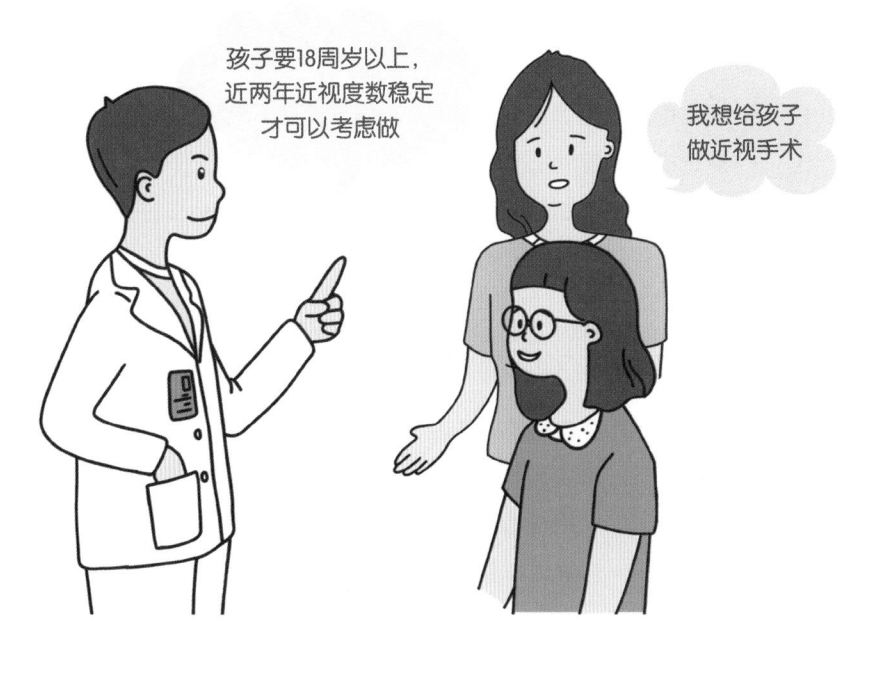

参考文献

[1]Kinge B, Midelfart A. Refractive changes among Norwegian university students - A three-year longitudinal study[J]. Acta OphthalmologicaScandinavica, 1999, 77(3):302-305.

[2] Loman J, Quinn GE, Kamoun L, et al. Darkness and near work: Myopia and its progression in third-year law students [J]. Ophthalmology, 2002, 109(5):1032-1038.

68　近视矫正手术的术前检查都有哪些？

　　近视矫正手术是在相对"健康"的眼睛上进行手术，因此，较其他眼部手术来说，大家的期望值更高，要求手术有更高的安全性及有效性。

　　在近视矫正术前，医生会仔细询问眼部及全身病史并进行一系列详细的眼部检查。

眼部及全身病史

- 圆锥角膜、角膜营养不良、青光眼、重症干眼及眼部活动性炎症；
- 矫正视力极差的重度弱视者；
- 影响伤口愈合的全身性疾病，如糖尿病、自身免疫性疾病等；精神及心理异常者。以上情况均不能进行近视手术。

术前常规检查[1]

- 视力：裸眼视力和矫正视力。
- 眼部 A 超：测量眼球前后径的长度。
- 角膜地形图：检查角膜表面的屈光状态。
- 散瞳验光：准确地检查眼睛的屈光状态。
- 眼压：测量眼内压。

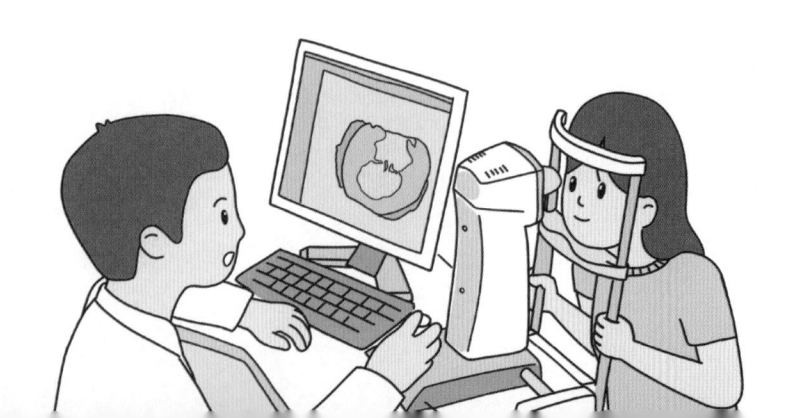

第一章

第二章

第三章

第四章

第五章

第六章

第七章

第八章

第九章

第十章

第十一章

- 综合验光：全面分析眼屈光功能，预测术后视力。
- 角膜厚度：测量角膜中心及周边区域的角膜厚度。
- 外眼检查：检查眼睑疾病、斜视、眼球运动障碍。
- 裂隙灯检查：详细检查结膜、角膜、前房、晶状体、玻璃体，排除可能存在的眼部疾病，如结膜炎、角膜炎、青光眼、白内障、玻璃体混浊等。
- 泪膜破裂时间试验：排除干眼症，防止术后发生干眼。
- 散瞳后眼底检查：详细了解眼底情况，眼底不好者需要做治疗，或者不能选择角膜手术。

术前特殊检查

- Pentacam 眼前节分析：分析角膜前后表面高度，排除早期圆锥角膜可能。
- 波前像差：可以精确地检查眼球像差，选择个性化波前像差引导的手术方案，可以有效提高患者术后夜间视觉质量。
- 视野检查：根据眼压情况必要时检查，排除青光眼。

以上检查均正常且无手术禁忌者，则可以考虑做近视矫正手术。

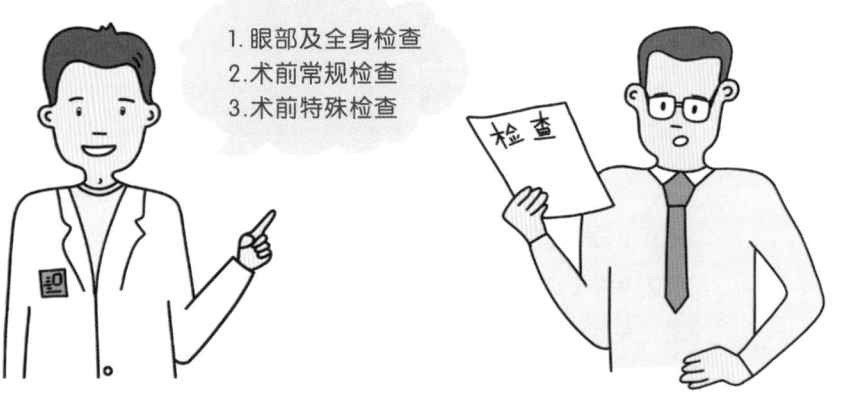

1. 眼部及全身检查
2. 术前常规检查
3. 术前特殊检查

术前检查出圆锥角膜、角膜营养不良、青光眼、
重症干眼及眼部活动性炎症者不能手术

参考文献

[1]近视手术前需做哪些检查[J].中国眼镜科技杂志,2015(14):165.

69 为什么圆锥角膜和角膜营养不良不能做角膜屈光手术？

圆锥角膜

圆锥角膜是先天性逐渐进展的角膜变性疾病，角膜中央厚度进行性变薄，向前凸出呈圆锥形，常表现近视度数逐渐加深及产生高度不规则散光，严重者可致盲。

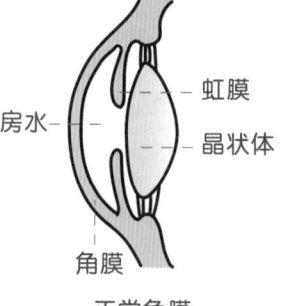
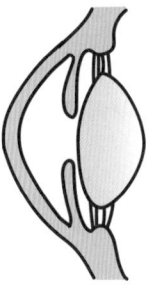

正常角膜   圆锥角膜

角膜屈光手术

角膜屈光手术是通过切削角膜组织，改变角膜曲率和厚度来矫正屈光度，手术会削弱角膜整体的抗张强度，导致角膜生物力学抵抗力下降，当不足以抵抗眼内压时，便会出现继发性圆锥角膜，成为角膜屈光手术后较严重的并发症。

角膜后表面作为抵抗眼内压的第一道屏障，其受眼内压的影响较角膜前表面更明显，早期圆锥角膜的后表面形态变化也早于前表面形态变化[1]。

第一章

第二章

第三章

第四章

第五章

第六章

第七章

第八章

第九章

第十章

第十一章

角膜屈光术后继发的圆锥角膜主要与术前即存在隐匿性圆锥角膜有关，处于圆锥角膜发生初期及隐匿性圆锥角膜的患者往往没有明显的症状，患者自身不易察觉问题，因此术前筛查圆锥角膜或隐匿性圆锥角膜是术前检查的重中之重。

角膜营养不良是临床上一系列与家族遗传有关的原发性、进行性及致盲性角膜病变的总称，其发病率约为0.3%。角膜营养不良的患者如行角膜屈光手术可能会使角膜混浊加剧、矫正视力明显下降。

因此，手术前临床医师会对所有拟行角膜屈光手术的患者进行角膜疾病及各种遗传病家族史的询问，同时，在术前行详细的临床检查。

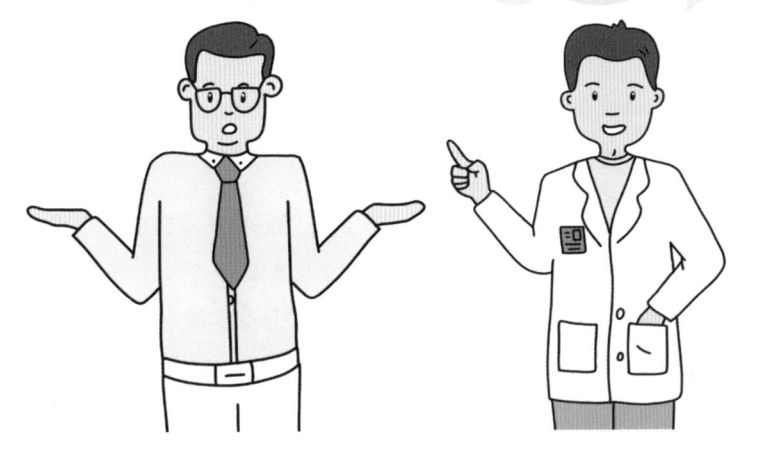

大夫，我的眼睛是圆锥角膜，能做角膜屈光手术吗?

不能，手术会削弱角膜整体的抗张力强度，当角膜不足以抵抗眼内压时，会造成继发性圆锥角膜。

参考文献

[1]刘祖国,张梅,陈家祺,等.圆锥角膜的角膜前后表面形态及厚度检测[J].中华眼科杂志,2002,38(12):740-743.

70 近视矫正手术对视觉质量有影响吗？

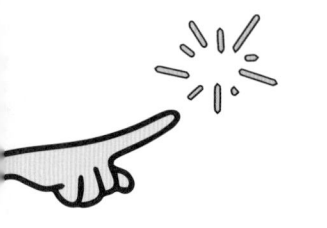

近视手术后患者可能会有眩光感，这是所有手术方式
都可能会出现的一个问题。

激光手术切削角膜的范围，一般直径在6毫米左右，有些人
天生瞳孔就大，或者在光线暗的环境中瞳孔也会变大，当瞳孔
直径超过角膜切削的直径时，部分透过瞳孔的光线就没有落在
造好的"凹透镜"上，而是经过"凹透镜"周边进入眼内，患
者看东西时可能会出现眩光现象，特别是夜间开车的时候。

一般3个月到半年，随着角膜切口的愈合，患者会逐渐适
应。眼内镜手术也一样，当瞳孔直径超过眼内镜起作用的区
域，也可能会出现眩光现象。

随着技术发展，波前像差、Q值、角膜地形图引导的个体化
手术，飞秒激光制作角膜瓣以及正在研发的纳米激光技术，有
益于避免眩光、减少像差和增强视觉敏感度，这些治疗方法均
是围绕如何使患者获得更好的生活视觉质量而设计的[1]。

SMILE手术虽然无瓣、微创，避免了很多角膜瓣相关的并发
症，但由于目前SMILE设备尚缺乏主动跟踪系统，对于高度散
光、大Kappa角及注视不良等患者的矫正效果更多需要主刀医
师的临床经验决定[2]。

改良后的眼内镜植入术，人工晶状体的正中央有个300微米
的小孔，可使房水循环通畅，避免高眼压及青光眼的发生，但
是，有些患者白天可能会感觉到看东西有光圈。这是因为白天

光线强，为了减少光线的摄入，瞳孔会变得比较小，瞳孔小到一定程度时，部分患者看东西会感觉到有一个光圈。

第一章

第二章

第三章

第四章

第五章

第六章

第七章

第八章

第九章

第十章

第十一章

近视矫正手术对视觉质量有影响吗?

近视手术后可能会有眩光感，这是所有手术方式都可能会出现的一个问题。随着技术发展，个体化手术有益于避免眩光。

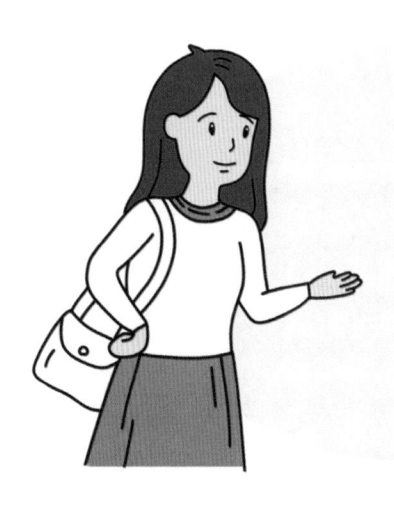
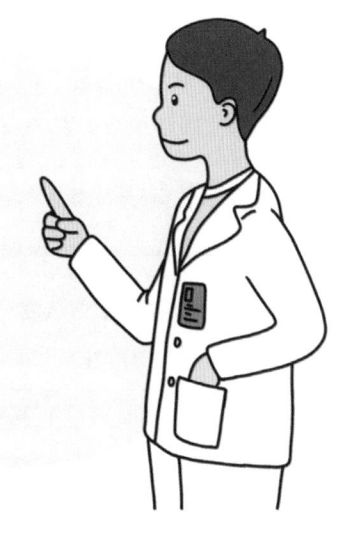

参考文献

[1]王勤美,黄锦海.深化对角膜屈光手术视觉质量重要性的认识[J].中华眼视光学与视觉科学杂志,2014,16(1):1-4.
[2]张丰菊,孙明甡.进一步提升SMILE的视觉质量[J].中华眼视光学与视觉科学杂志,2018,20(10):577-581.

近视矫正手术后应该怎么保护眼睛？会有后遗症吗？

角膜激光手术术后，早期可能会有些不适应，切削后的角膜需要一定时间愈合，2 周内看远、看近会有一种雾蒙蒙的感觉，视物有些发虚。

术后应尽量避免看书及手机、电脑，阳光充足时可以配戴墨镜增加舒适感，清淡饮食，避免刺激性的食物。

一般建议术后第1天、第3天、第7天去医院检查切口愈合及视力恢复情况，是否发生感染以及调整用药。

一般SMILE术后3天即可洗脸、洗澡，FS-LASIK要等到术后一周再洗脸、洗澡。

术后1个月内避免游泳、化眼妆等。术后第1个月、第3个月、第6个月、第12个月，以及之后每年1次都要定期复查，通过定期复查，可以及早发现术后相关问题，还可以监测近视性眼底改变，能够及时治疗和控制，从而使手术效果长久维持在最佳状态。

随着设备的不断研发和手术技术的不断改进，近视矫正手术术后严重并发症的发生概率已经变得很低了。其中，角膜表层的手术（Trans-PRK）术后常见的并发症为角膜上皮下雾状混浊，原因是术中损伤了角膜的上皮和前弹力层。

同时，过量的紫外线暴露恶化和延长了角膜的愈合反应，加重角膜混浊程度。但无需害怕，因为早期的症状都是可防、可控的，只要定期到医院复查，调整用药，角膜混浊是可以避免和恢复的。

角膜基质的激光矫正术，由于是在角膜上"做文章"，或多或少会影响角膜的神经，术后一段时间内会发生干眼，根据患者自身恢复情况，会持续1~3个月不等，一般来讲，SMILE要比FS-LASIK干眼时间短。

FS-LASIK需要在角膜上制作一个带蒂的角膜瓣，这个角膜瓣如果受到外力，仍有可能再次掀起，严重影响视力。所以，对于军人、警察、喜欢剧烈运动的人群建议选择无瓣的表层或飞秒SMILE手术。

目前，临床上眼内镜植入术都是将人工晶状体放入后房（即虹膜与晶状体之间），只要术前严格把控适用证，术后定期复查，即可有效减少术后并发症的发生。

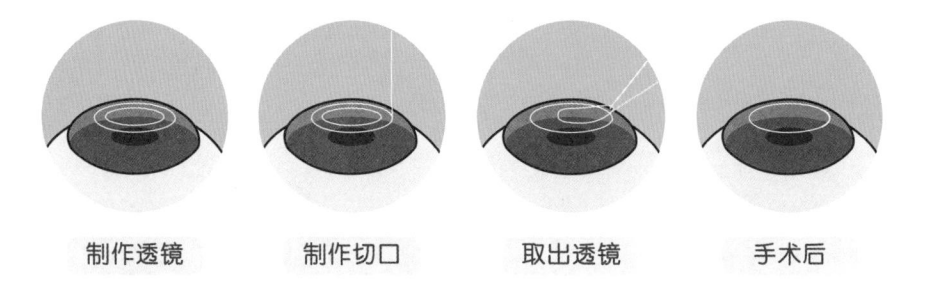

制作透镜　　　　制作切口　　　　取出透镜　　　　手术后

注意事项：
1、角膜屈光手术后，应避免剧烈运动、震动，以及外力碰击眼球。
2、眼内屈光手术后，随着年龄增大，眼内镜可能会触碰到晶状体，需要定期检查。
3、手术后注意清淡饮食、合理用药、尽量避免看书及手机、电脑等。

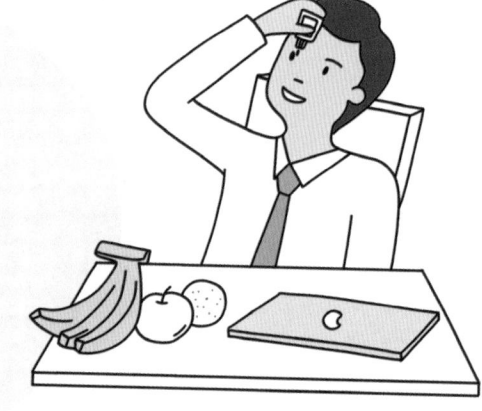

第一章

第二章

第三章

第四章

第五章

第六章

第七章

第八章

第九章

第十章

第十一章

第九章

生活起居与近视

近视的防控需要综合措施，不仅靠科学的防控技术，生活中也需要注意方方面面的问题。本部分将介绍生活中孩子需要注意的各种问题，如合理使用电子产品、合理饮食、保证充足睡眠时间等。

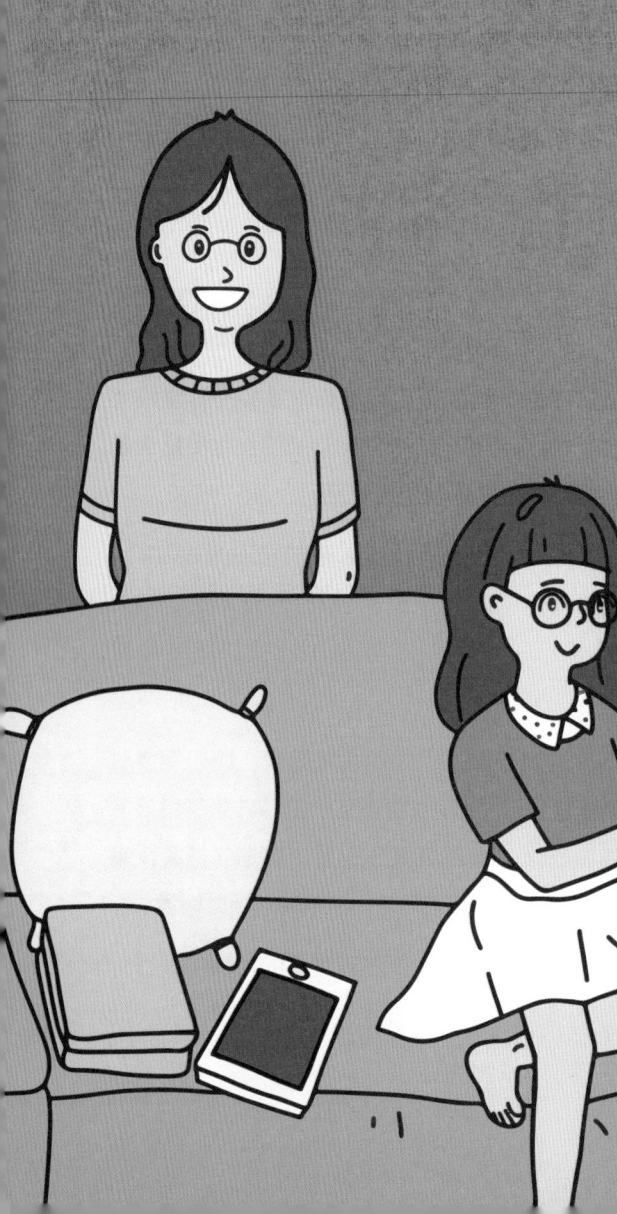

72 生活中哪些因素和近视相关呢？

儿童青少年近视主要为单纯性近视，受环境因素和遗传因素的共同影响，其中环境因素起着更为重要的作用，如户外活动量、近距离工作量、读写习惯、光线照明、饮食习惯等。环境因素是可调控的，而遗传因素包括父母近视、家族聚集性和某些基因，这些因素目前尚无方法干预。

因此，父母更应该关注影响近视的环境因素，避免受到不良环境因素的影响。

生活中以下因素均与近视相关

户外活动：是近视的一种保护因素，越来越多的科学研究表明，每天2小时的户外活动可以有效预防近视的发生和延缓近视发展[1-2]，是目前经济有效的近视防控途径。

近距离工作：被公认为是影响近视发生发展的重要危险因素。除了近距离工作的总量外，近距离工作持续时间长（大于45分钟）、阅读距离近（小于33厘米）等也是近视的重要危险因素。

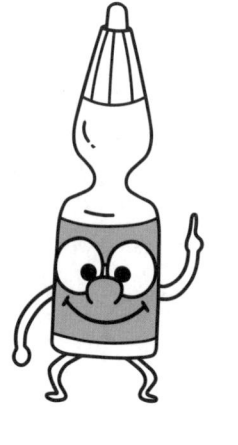

读写习惯：不良读写习惯是近视的危险因素，比如写字时歪头；握笔时指尖距笔尖近（小于2厘米）。应培养孩子良好的读写习惯，书本离眼一尺、胸部离桌子一拳、握笔的指尖离笔尖一寸，保持读写坐姿端正，不在行走、坐车或躺卧时阅读。

采光照明：读写应在采光良好、照明充足的环境中进行，桌面的平均照度值不应低于300勒克斯（lux），并结合阅读字体大小进行调整，以避免眩光和视疲劳等。

眼保健操：眼保健操可让眼睛放松。临床研究表明，做眼保健操相比不做眼保健操可以减少调节滞后，改善主观视疲劳感受，从而有助于延缓近视进展[3]。

其他：近视发生发展的其他环境因素还包括营养、睡眠时间、微量元素、电子产品的使用等。建议孩子营养均衡，多吃蔬菜水果，适量摄入维生素，保证充足睡眠时间，合理使用电子产品。

第一章
第二章
第三章
第四章
第五章
第六章
第七章
第八章
第九章
第十章
第十一章

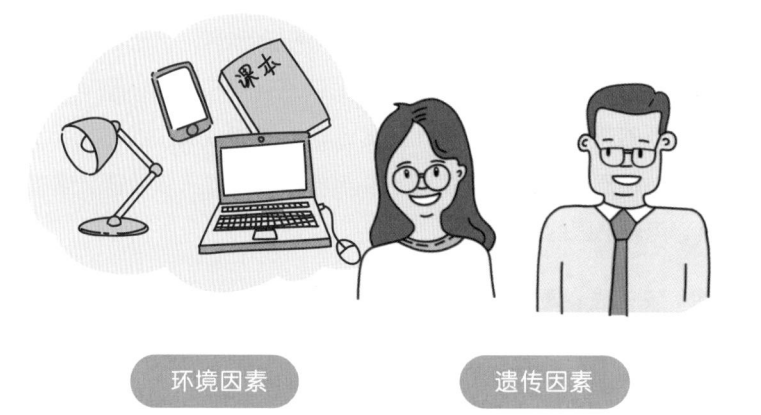

环境因素　　　　遗传因素

单纯性近视，受环境因素和遗传因素的共同影响，其中环境因素起着更为重要的作用，如户外活动量、近距离工作量、读写习惯、光线照明、饮食习惯等。

参考文献

[1]He M, Xiang F, Zeng Y, et al. Effect of Time Spent Outdoors at School on the Development of Myopia Among Children in China: A Randomized Clinical Trial[J]. JAMA: Journal of the American Medical Association, 2015, 314(11):1142-1148.

[2]Li SM, LiH, LiSY, et al. Time Outdoors and Myopia Progression Over 2 Years in Chinese Children: The Anyang Childhood Eye Study[J]. Investigative Opthalmology& Visual Science, 2015, 56 (8):4734-4740.

[3] Li SM, Kang MT, Peng XX, et al. Efficacy of Chinese eye exercises on reducing accommodative lag in school-aged children: a randomized controlled trial[J]. PLoS One 2015;10(3):e0117552.

73 生活中，孩子自己应该注意哪些问题？

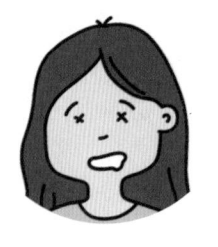

爱护眼睛，从娃娃抓起。应该从小就培养孩子爱眼、护眼的意识，自觉养成良好的用眼习惯，而不能时时刻刻靠家长和老师的提醒和监督。

我们应该强化孩子的健康意识，从小学习科学的用眼知识。让每个孩子都要知道自己的健康自己负责，自己要保好自己的眼睛。用生动形象的方式满足孩子的好奇心，让孩子们知道眼睛的工作原理，知道什么是近视、是怎么发生的，进而主动关注自己眼睛的健康状况，从小养成科学的护眼习惯，掌握科学用眼护眼的健康知识。

孩子很容易受到同伴的影响，会相互模仿不好的用眼习惯。读写姿势不良，长时间近距离用眼，过度使用电子产品等问题，在孩子中比较常见。要给与孩子正面的引导，比一比谁的眼睛视力好，比一比谁的运动棒，而不是比谁的电子游戏打得好。孩子们用自身行动影响身边的小伙伴，能起到很好的作用，譬如主动向同学和家长宣传，相互交流护眼知识，督促养成健康科学的用眼习惯。

让孩子学会自己关注视力状况，可以交替遮盖眼睛自查视力，如果发现单眼或双眼视力有明显变化时，应及时告知家长和教师，尽早到眼科医院检查。配戴眼镜后孩子要学会自己及时清洁镜片，很多孩子的眼镜没有及时清洁，也会影响孩子的视觉质量。当戴眼镜不能看清楚远处时也需及时告知家长，及时到医院就诊。

让孩子遵守近视防控的各项要求，认真规范地做眼保健操，保持正确读写姿势，积极参加体育锻炼和户外活动，养成良好生活方式，不熬夜、不挑食、少吃糖，自觉减少电子产品的使用 [1–2]。

孩子是祖国的未来，预防近视，一定要从小做起。要让孩子们从小强化健康意识、学习科学的用眼知识、养成良好的用眼习惯。

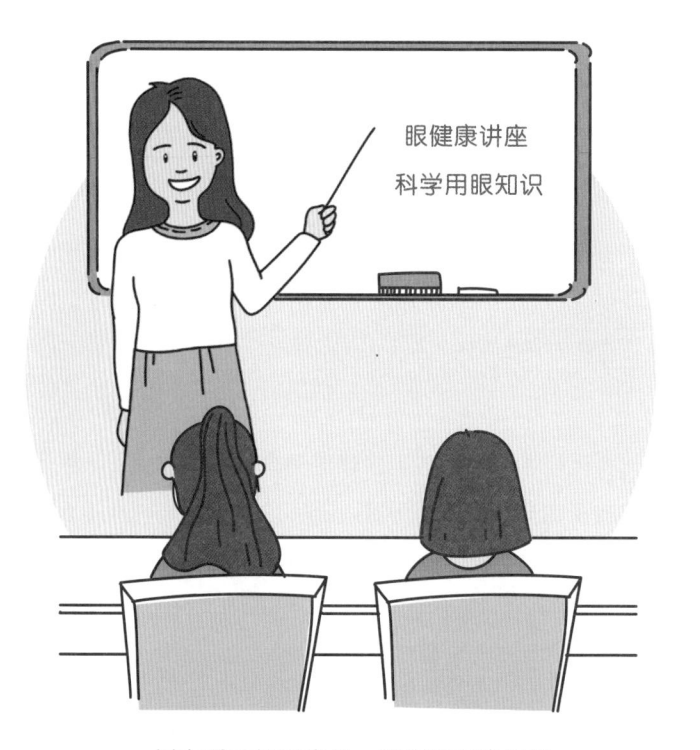

树立爱眼护眼意识、自觉培养良好的
用眼习惯和姿势

参考文献

[1]Parssinen O, Kauppinen M. Associations of reading posture, gaze angle and reading distance with myopia and myopic progression[J]. Acta Ophthalmologica, 2016, 94(8):775-779.
[2]Li SM, Li SY, Kang MT, et al. Near work related parameters and myopia in Chinese children: the Anyang Childhood Eye Study[J].PLoS One, 2015,10(8):e0134514.

第一章

第二章

第三章

第四章

第五章

第六章

第七章

第八章

第九章

第十章

第十一章

74 假期中，用眼过度 是否会造成儿童视力下降？

一年一度的寒暑假，是孩子们期盼的日子。而每到开学季，却迎来一种"怪现象"：医院的视光门诊"人气爆棚"。

很多家长反映，放假前孩子还能看清楚黑板，而开学时看黑板上的字却模糊了。还有家长反映，过了一个假期，经检查发现孩子的近视度数又增加了不少。

假期本应该是孩子放松的时期，而为什么仅仅过了一个假期，孩子眼睛的近视度数又加深了呢？让我们来了解一下可能的原因吧！

- 首先，现在学校放假并不代表孩子真正可以休息了。很多家长给孩子安排了各种补习班，孩子仍然需要长时间的近距离用眼，缺乏足够的户外活动，眼睛得不到真正的放松。

- 此外，没有了老师和父母的监督，不少孩子都尽情地投入到假期"狂欢"中。上学期间被父母严格管理的智能手机、电脑、电子产品等终于可以尽情玩了！

北京市疾控中心曾调查发现，假期期间由于学生的自主时间长，出现作息不规律、使用电子产品时间长、饮食不规律等现象，暑期过后有21.1%的学生视力进一步下降。

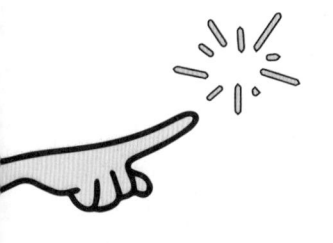

需要注意的是发现孩子假期后视力下降，也不可盲目配眼镜，一定要先进行详细的检查，由医生决定是否需要配戴眼镜或更换眼镜度数。

咱们20分钟后出发
去上补习班

现在的假期，孩子的眼睛并没有真正得到

"休息"

75 假期中，孩子应该怎么做？

> 假期期间，近视的孩子更应该注意保护眼睛，给眼睛"放个假"。上学期间学习负担重，孩子看书、写作业时间长，眼睛处于疲劳状态。在假期里也给眼睛"放个假"，让疲劳的眼睛得到放松尤为重要。

假期里要给孩子做好"一减一增"，即减少持续近距离用眼时间，增加户外活动时间。家长应当合理安排孩子的补习班，不能放假不减负。

假期里，要减少孩子近距离用眼的时间，看书或者是使用电子产品的时间都应该减少[1]。很多孩子在假期里反而近视快速进展，不加限制的长时间连续使用电子产品是其中重要的原因。在假期里，家长要穿插安排看远、看近的各种活动。孩子放假在家的时候时间安排相对灵活，可以在进行30～40分钟读写后，远眺或闭眼休息约5～10分钟。

假期里做到"一增"，即增加户外活动时间，最好保证每天在2小时以上。让孩子在光照充足，视野开阔的室外运动，更好地放松紧张的眼睛。适当参加各种体育活动，培养孩子运动的兴趣，这样也能减少孩子使用电子产品的时间，预防近视的发生发展。

在假期里，家长与孩子在一起的时间更长，应该注意矫正孩子的不良用眼习惯。平时上学的时候，家长可能无法关注到孩子在课堂上的坐姿及看书写字的距离，因此在假期里，家长应多加注意孩子的读写姿势、用眼习惯，及时纠正，从而培养孩子良好的用眼习惯。

有部分孩子在学校的时候有老师的督促，读写姿势还比较端正，但是回到家里没有人督促了，便松懈了下来。在假期里积极矫正孩子读写姿势，让孩子养成受用终身的好习惯。

另外，还应该保证孩子充足的睡眠，睡眠不足可能导致近视的发展[2]。

第一章

第二章

第三章

第四章

第五章

第六章

第七章

第八章

第九章

第十章

第十一章

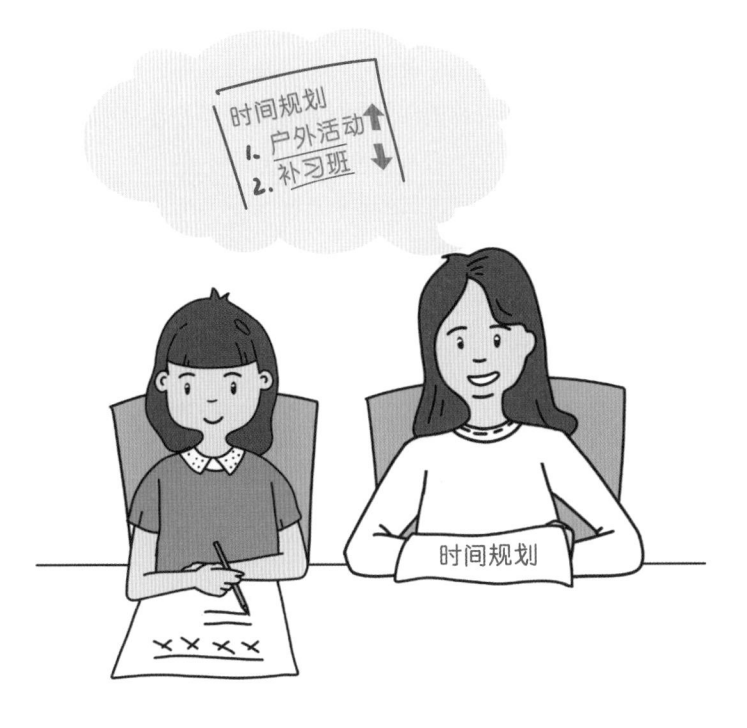

假期里也给眼睛"放个假"，让疲劳的眼睛得到放松尤为重要

参考文献

[1]Ip JM, Saw SM, Rose KA, et al. Role of Near Work in Myopia: Findings in a Sample of Australian School Children[J]. Investigative Opthalmology& Visual Science, 2008, 49(7):2903-2910.
[2]Jee D, Morgan IG, Kim EC. Inverse relationship between sleep duration and myopia[J]. Acta Ophthalmologica, 2016, 94(3):e204-e210.

76 为什么不鼓励儿童早期使用电子产品?

近年来，近视的患病率在我国逐年增加，而且低龄儿童近视者越来越多，有的孩子学龄前期就出现了近视。很多孩子第1次来医院检查时，度数就已经很高。

电子设备的过早、过量使用是很大的诱因之一。如今人们的生活方式发生很大改变，有些家长为了防止孩子哭闹，经常把手机等电子产品给孩子看，导致手机成了孩子的必备玩具，每天非要看手机，不给看就哭闹，但长时间接触这类设备会对孩子的视力造成伤害。

在法国，有"3、6、9、12"规则。

3岁时孩子才能使用电子产品
6岁之前不能使用电子游戏机
9岁前对孩子使用电子产品时间严格控制
12岁之前尽量不让孩子单独浏览网页

此外，很多家长还关心孩子什么时候可以开始看电视，参考美国儿科学会的意见，2岁以下孩子建议完全不看，应当尽量避免孩子接触电视。3~5岁是孩子专注力养成的关键期，而电视运用特技效果，以视觉、听觉的冲击来吸引孩子注意力；一旦电视关掉，让孩子看书，就很难聚精会神。

这是因为书本的画面不会动，也不会发出声响，在视觉和听觉上的诱惑不够大，所以看电视会让孩子的专注力不知不觉地变差。整体而言在3～5岁阶段，每天看电视建议不超过1小时，每15分钟休息一下。而且不能让孩子以为每天都可以看电视，家长一定要帮孩子选择节目，而且要陪看。

现在3D电影已经很普及，很多家长关心孩子到底可不可以看3D电影。那么孩子多大可以看3D电影？美国视光学协会给出的答案是3岁以上，因为3岁时双眼立体视觉已经发育完善，孩子们可以欣赏3D影像了，普通电影可以参考儿童看电视的年龄（2岁以上）。

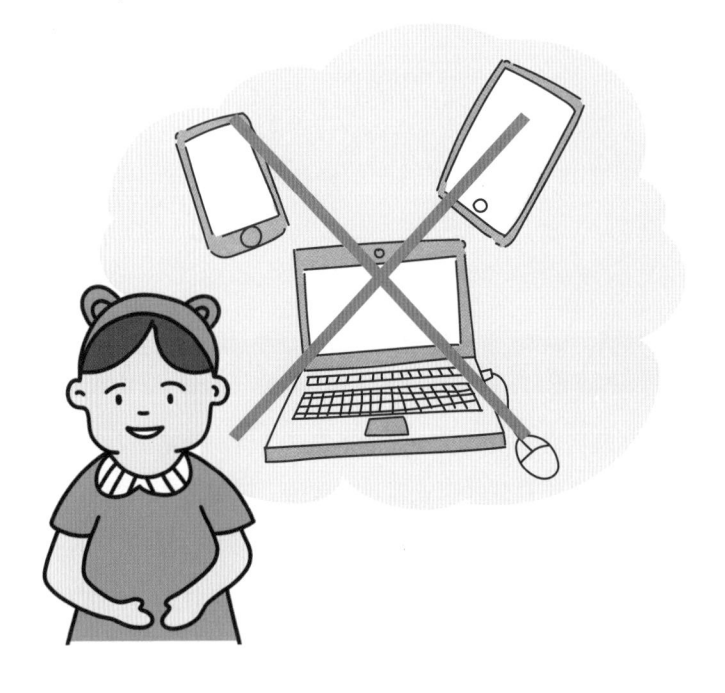

第一章

第二章

第三章

第四章

第五章

第六章

第七章

第八章

第九章

第十章

第十一章

建议孩子3岁前不要使用电子产品，6岁之前不能使用电子游戏机，9岁前对孩子使用电子产品时间严格控制，12岁之前尽量不让孩子单独浏览网页。

不合理使用电子产品
会对眼睛造成什么伤害?

　　生活中,电子产品随处可见,电脑、手机、iPad 等等,
这些产品的使用丰富了我们的生活,也令孩子爱不释手。

　　很多家长有时为了不让孩子哭闹,任由孩子使用电子
产品玩游戏、看动画片等。但是,让孩子毫无约束地使用
电子产品对孩子眼睛带来的伤害也很多。

　　由于电子产品具有极强的吸引力,孩子会长时间"沉
浸"其中,而长时间持续的近距离用眼可以使近视发生的
危险增加 [1-2],屏幕的高亮度和频繁闪烁也可以产生很多
伤害。

不合理使用电子产品,具体可以引起以下危害:

- 眼睛疲劳易诱发近视:使用电子产品时,眼睛睫状肌持续收
  缩一直处于紧张状态,造成视疲劳。视疲劳如未得到及时缓
  解,就会造成"假性近视",长此以往很容易造成近视。

- 其他各种疲劳症状:如当眼睛长时间固定在同一距离时,眼
  睛睫状肌因疲劳而痉挛,此时再看其他事物,容易出现对焦
  困难、视物模糊等现象;当我们看近时,两眼会自然向内聚
  合,这一功能需要眼球肌肉的配合。长时间看近会使眼肌疲
  累,出现重影和眼部不适。

- 过早、过量消耗远视储备:使孩子正视化过程提前,远视储

备过早消耗，易发展为近视。使用电子产品不仅会造成以上的问题，还可能引起其他眼部疾病，比如干眼：由于电子产品的吸引力，会造成眨眼次数减少，泪膜形成障碍，长此以往会出现眼部干涩、刺痛和异物感等症状。

因此，家长一定特别注意，不可毫无限制地让孩子使用电子产品。不仅应该控制孩子使用电子产品的时间，一般每次使用不应超过15分钟；而且还应调整合适的屏幕亮度，减少对眼睛的刺激。

第一章

第二章

第三章

第四章

第五章

第六章

第七章

第八章

第九章

第十章

第十一章

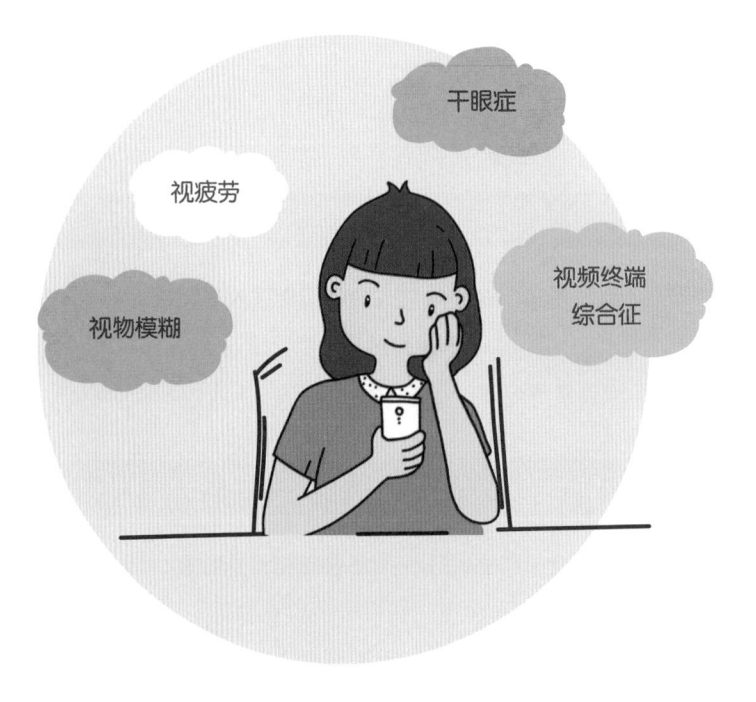

长期不合理使用手机，易导致近视

参考文献

[1]Ip JM, Saw SM, Rose KA, et al. Role of Near Work in Myopia: Findings in a Sample of Australian School Children[J]. Investigative Opthalmology& Visual Science, 2008, 49(7):2903-2910.
[2] Li SM, Li SY, Kang MT, et al. Near work related parameters and myopia in Chinese children: the Anyang Childhood Eye Study[J]. PloS One, 2015,10(8):e0134514.

78 如何避免不合理使用电子产品对眼睛的伤害，预防近视发生发展？

> 持续长时间、近距离使用电子产品，引起视疲劳，是发生近视的原因之一，也可造成近视的加重。此外，使用过程中眨眼的次数减少，更容易产生眼睛干涩的情况。为了预防近视发生发展，应该合理使用电子产品，在孩子与时俱进获取知识和信息的同时，保护好孩子的眼睛。

注意使用时间

有意识地控制孩子特别是学龄前儿童使用电子产品的时间，非学习目的的电子产品单次使用时间不宜超过15分钟，每天累计不宜超过1小时。年龄越小，连续使用电子产品的时间应越短。

注意姿势

孩子在家中使用电子产品时往往不注意姿势，趴着看、躺着看，姿势千奇百怪。使用电子产品应当与看书一样，坐端正，也要遵守"一尺、一拳、一寸"的要求。将电子产品放在桌子上，调整合适的角度，正确的姿势能避免孩子视物距离过近。

要注意周围环境及屏幕的亮度

切记不能让孩子在完全黑暗的环境下使用电子产品。现在很多人习惯晚上关了灯躺在床上玩手机，这是很不好的习惯，对于处于视力发育阶段的孩子来说更要避免。孩子在使用电子产品时，环境要有充足的照明，屏幕也要调整到合适的亮度[1]。

家长要与孩子一起改正不良习惯

　　家长是孩子的榜样，要以身作则，在家里创造合理使用电子产品的氛围。如果家长一刻不停的看手机，却要求孩子少用电子产品，势必效果很差。孩子的身心都在快速成长的过程中，既要孩子有与时俱进获取知识信息的能力，但是也要防范不合理使用电子产品对孩子眼健康的影响。

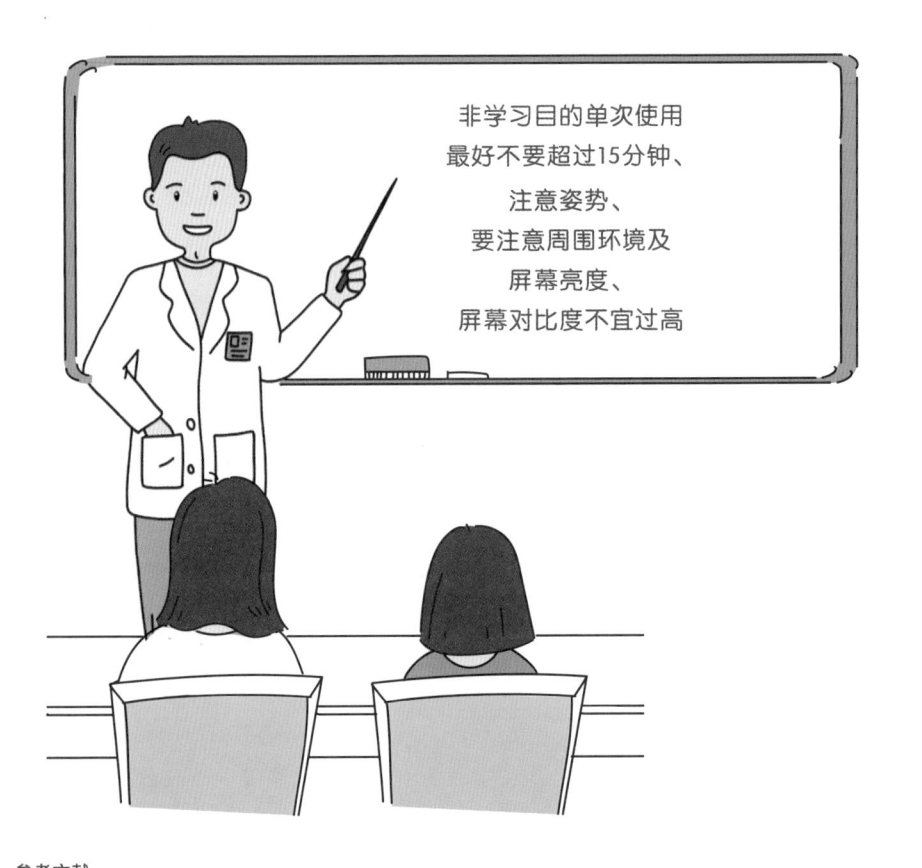

非学习目的单次使用
最好不要超过15分钟、
注意姿势、
要注意周围环境及
屏幕亮度、
屏幕对比度不宜过高

参考文献

[1]SanchezTH, Villanueva GA, Gordon BC, et al. The effect of light and outdoor activity in natural lighting on the progression of myopia in children[J]. J Fr Ophtalmol, 2019, 42(1):2-10.

第一章

第二章

第三章

第四章

第五章

第六章

第七章

第八章

第九章

第十章

第十一章

79 孩子长时间近距离用眼后，眼睛疲劳该怎么办？

上学期间孩子学习负担重，看书、写作业时间长，眼睛很容易疲劳。这种情况如果长期不改善，会影响视力，最终很可能发生近视或近视度数的加深。因此，家长听到孩子抱怨眼疲劳时，应及时关注。

可以通过以下方法缓解

- 近距离用眼学习间隙，注意双眼间断性休息：一般建议30～40分钟近距离用眼后应休息一会儿，比如看看远处的风景或闭眼，有助于放松睫状肌的调节。

- 按摩眼部：做眼保健操对于缓解眼疲劳有着非常好的帮助，研究表明，做眼保健操能够有效减少调节滞后量，改善主观视疲劳感受，从而有助于延缓近视进展[1]。

- 课间休息：课间应鼓励孩子到教室外活动，或在教室内远眺，同时多多眨眼，或者是闭眼休息片刻，这样有助于泪液滋润眼睛，帮助缓解疲劳的症状。

- 毛巾热敷：在家时可以通过毛巾热敷的办法，促进眼部血液的循环。

- 使用人工泪液：可以起到滋润眼睛的作用，从而缓解疲劳、干涩的症状。需要指出的是为保持药物的无菌性和延长药物的有效期，人工泪液一般都加入防腐剂。虽然微量防腐剂对眼睛损伤并不大，但长期过度使用含有防腐剂的滴眼液，可能会对眼睛产生伤害，因此推荐使用不含防腐剂的人工泪液。

另外，家长也应多多关注孩子的用眼卫生，一定嘱咐孩子不要揉眼睛，以免造成细菌感染。

第一章

第二章

第三章

第四章

第五章

第六章

第七章

第八章

第九章

第十章

第十一章

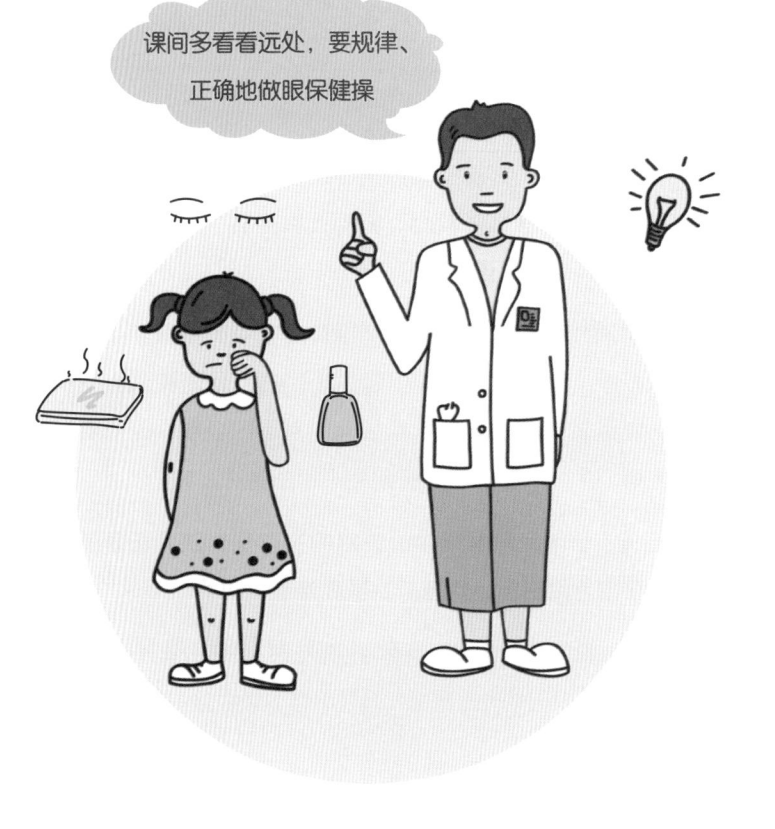

课间多看看远处，要规律、正确地做眼保健操

参考文献

[1] Li SM, Kang MT, Peng XX, et al. Efficacy of chinese eye exercises on reducing accommodative lag in school-aged children: a randomized controlled trial[J]. PLoS One, 2015,10(3):e0117552.

80　哪些食物对预防孩子的近视有好处？

孩子得了近视以后，看着孩子更换着度数一副比一副高的近视镜，家长十分担心和焦虑。

很多家长会问：生活中有没有哪些食物对孩子视力有好处，能够防止近视发生或进一步加深。从目前的研究证据来看，没有哪些食物能够达到理想的防治效果，只能说有一定的益处，我们在这里推荐一些平时生活中常见的有益食物。

可以让孩子多吃富含钙、铬等无机盐的食物。目前认为，近视的形成可能与机体缺钙、铬等无机盐有关，无机盐钙、铬对维持眼压、眼球壁硬度有作用。

众所周知，如果孩子的眼睛经常处于调节紧张状态，则容易形成近视，而钙的摄入可以起到一定的放松眼睛紧张肌肉的作用。奶类及其制品的钙含量较高，且易于吸收，因此对预防近视来说，牛奶、酸奶、奶酪都是不错的选择。

另外，在常见的食物中，芝麻的钙含量比蔬菜和豆类都高得多，还富含蛋白质、氨基酸及多种维生素和矿物质。

此外富含钙质的食物还有黑豆、无花果、海带、紫菜、黑木耳、芥菜等。虾皮中虽然也富含钙，但是不容易吸收且有过高的盐分，不建议孩子多吃。

青少年处于生长发育的旺盛时期，对铬的需求量远远高于成年人。对于饮食均衡、多样化的孩子来说，不需要额外补充就能够摄取到足够的铬。谷物及肉类中含有铬，此外，维生素 C 能促进铬的吸收，因此，除了吃含有铬的食物，多吃富含维生素 C 的水果如橘子、冬枣、猕猴桃等帮助促进铬的吸收。

此外，还可以多吃富含维生素 A 的食物。维生素 A 可预防眼角膜干燥和退化，消除眼睛疲劳，预防视力减退。动物肝脏、鱼肝油、蛋类等食物富含维生素 A。

　　总之，建议儿童青少年应做到营养均衡，不偏食、不挑食，少吃或者不吃零食，少吃糖，多吃新鲜蔬菜、水果，只有这样才能达到营养平衡，同时有益于预防近视。

可让孩子多吃富含钙、铬等无机盐的食物，

如牛奶、酸奶、芝麻，黑豆、无花果、海带、紫菜、黑木耳等

橘子

猕猴桃

鸡蛋

第一章

第二章

第三章

第四章

第五章

第六章

第七章

第八章

第九章

第十章

第十一章

81 补充营养品对预防近视有好处吗?

孩子得了近视以后,很多家长担心孩子的近视不断进展,继而寻求营养品来控制。或者有的家长为了预防孩子近视,让孩子提前吃营养品。然而从目前的研究证据看,同样没有营养品对预防近视和延缓近视发展有明显的效果。

比如叶黄素可以预防近视或能延缓孩子近视度数的增长吗?我们先看看到底什么是叶黄素。

叶黄素类物质包括叶黄素和玉米黄素,叶黄素类色素主要集中分布于视网膜的黄斑区,特别是黄斑中心凹,即人类视觉最敏锐的区域。叶黄素起到滤光作用,以减少光对视网膜的损害,也可降低视网膜的光化学损伤[1]。

同时,叶黄素也可以作为抗氧化剂用以清除过量的氧自由基,进而减轻视网膜中脂质过氧化的有害作用[2]。

由此我们可以看出,叶黄素主要作用是保护和营养视网膜及黄斑。叶黄素无法在体内合成,只能通过日常饮食来获取,主要来自于有深绿色叶子的蔬菜,橙子、玉米、南瓜等黄色水果和蔬菜。

绝大多数儿童青少年是轴性近视,即眼轴的增长导致近视的发生与发展,眼轴过度拉长会使近视者患各种眼底疾病如黄斑萎缩、黄斑裂孔、视网膜变性等风险增加。

因此,防控近视者的眼轴过度增长非常重要。而叶黄素是一种抗氧化剂,主要对眼底视网膜有一定的营养作用,不能解决眼轴增长的问题,因此不能依赖叶黄素预防近视的发生、发展。

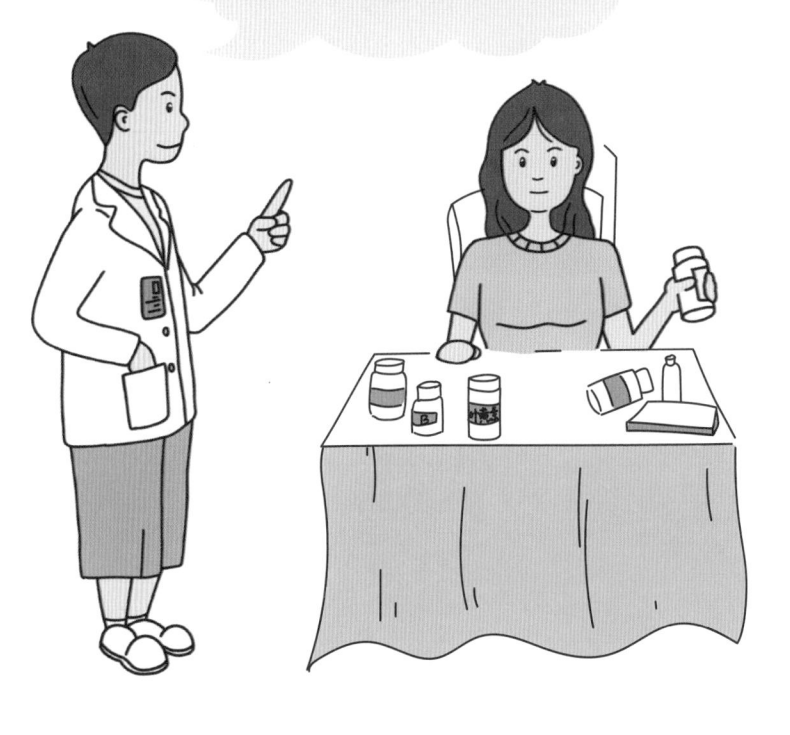

第一章

第二章

第三章

第四章

第五章

第六章

第七章

第八章

第九章

第十章

第十一章

没有证据表明哪种营养品对预防近视和延缓近视发展有明显的效果，近视防控不能依赖营养品

参考文献

[1]Snodderly DM, Auran JD, Delori FC. The macular pigment. II. Spatial distribution in primate retinas.[J]. Investigative Ophthalmology & Visual Science, 1984, 25(6):674-685.

[2] Bone RA, Landrum JT, Fernandez L, et al. Analysis of the macular pigment by HPLC: retinal distribution and age study.[J]. Invest Ophthalmol Vis Sci, 1988, 29(6):843-849.

82 爱吃甜食真的会造成近视吗？

> 甜食，对孩子充满诱惑，很多家长看孩子爱吃糖，也不多加约束。众所周知吃糖太多会导致蛀牙，但也有人说"孩子过量吃糖会伤害到眼睛，造成近视"，这种说法究竟科学不科学？

虽然还没有严格的科学实验证明吃甜食过多会造成近视，但如果经常大量吃甜食，摄入过多糖分，有可能增加近视发生的概率或加重近视。其可能的原因是：糖分在消化、吸收及代谢过程中会消耗钙、铬等离子。肾脏在排出糖的代谢产物的同时，相应的排出钙离子，长期累积会导致大量钙从尿中流失。由于钙、铬是构成眼球壁的材料之一，其不足时可使眼球壁的弹性降低、作用减退，眼球前后径拉长而发展为近视。国外也有研究表明，血糖水平高是高度近视的危险因素[1]。但目前这方面的研究还较少，不能表明两者有直接联系。

正常人体有强大的血糖调节功能，因此吃一点甜食对眼睛不会有明显的影响。但为了保护眼睛的健康，经常爱吃甜食的孩子应尽量减少糖分的摄入。

日常饮食中多吃粗粮和蔬菜、水果，做到营养均衡。适当增加摄入鱼类、豆制品、奶制品、蛋、虾等富含钙的食物，以及芝麻、糯米等富含维生素 B_1 的食物，对眼健康有益。

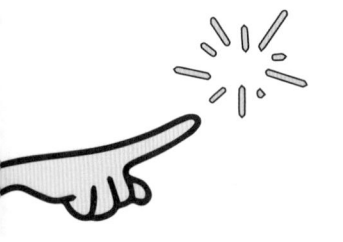

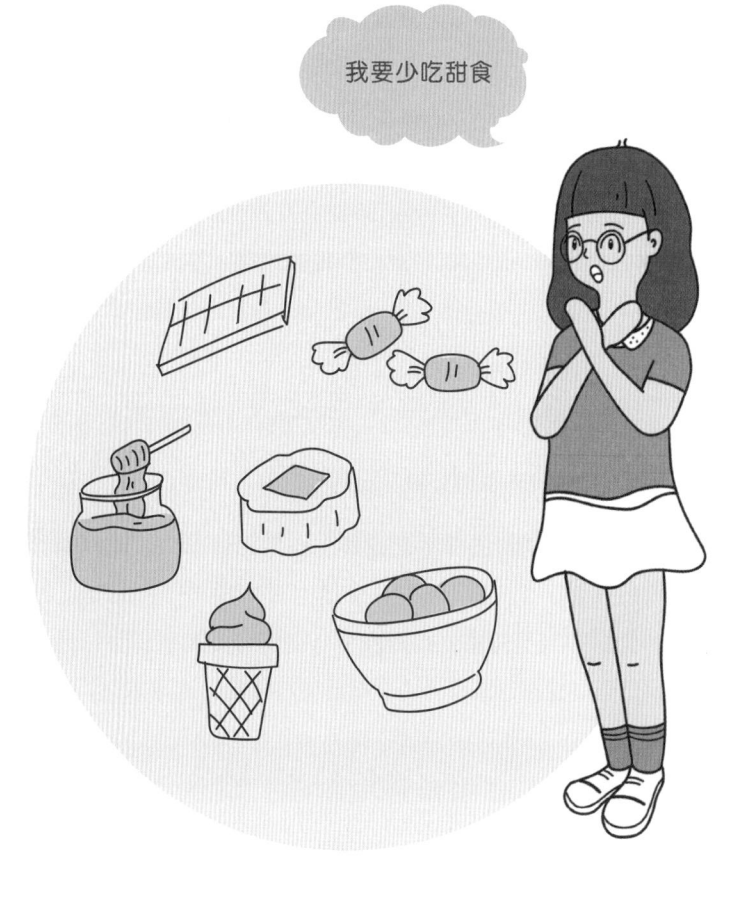

我要少吃甜食

第一章

第二章

第三章

第四章

第五章

第六章

第七章

第八章

第九章

第十章

第十一章

糖分在代谢过程中会消耗钙、铬等离子，长期过量吃糖可能导致大量钙的流失，由于钙、铬是构成眼球壁的材料之一，其不足时可使眼球壁的弹性降低，造成近视

参考文献

[1]Hwang HS, Chun MY, Kim JS, et al. Risk Factors for High Myopia in Koreans: The Korea National Health and Nutrition Examination Survey[J]. Current eye research, 2018, 43 (8): 1052-1060.

83 维生素D能够预防近视的发生发展吗?

自从20世纪30~40年代有研究发现维生素D与近视有关联后,各国的研究机构进行了很多调查,发现与非近视者相比,近视者血清维生素D浓度低,提示血清维生素D浓度可能与近视相关[1]。

目前,维生素D影响近视发展的机制尚不清楚。

首先,维生素D的一个很重要的作用是调节人体钙、磷代谢,维持骨骼正常发育,如果缺乏维生素D会影响钙的吸收。从前面的问题中我们知道近视的发生与血钙浓度偏低有关,血钙浓度偏低可能使眼球巩膜等眼球壁的弹性降低、作用减退。

另外,维生素D影响近视发展还可能与以下机制有关:

- 有学者认为血清维生素D浓度可能通过一种叫维甲酸的物质作用于眼睛的巩膜,对巩膜的病理性生长产生影响。

- 近视儿童的睫状体韧带比非近视儿童肥厚,所以被认为肥厚的睫状体可能会影响眼的结构和功能。有研究提示维生素D对降低一种平滑肌肥厚疾病有作用,而睫状体韧带正是属于平滑肌,因此,维生素D被认为可以通过调节增生肥厚的睫状体从而对近视产生影响[2]。

目前阶段,近视与维生素D有关联的证据都是观察性的,不能确定维生素D是独立作用于近视进展,还是仅作为户外活动时间影响近视进展的中介因素。

第一章

第二章

第三章

第四章

第五章

第六章

第七章

第八章

第九章

第十章

第十一章

　　我们已知户外活动对预防近视和减缓近视进展有很好的效果，近视的人群中维生素D少这一个发现，可能正是因为户外活动比较少，没有充足的阳光让人体合成足够的维生素D导致的，因此不能说明维生素D缺乏与近视的发生、发展有直接关系。

　　虽然维生素D与近视不能直接说明因果关系，但按照研究的客观结果来说，摄入维生素D并不困难，可以适当摄入鱼类、菌类、奶制品、动物肝脏等富含维生素D的食物。

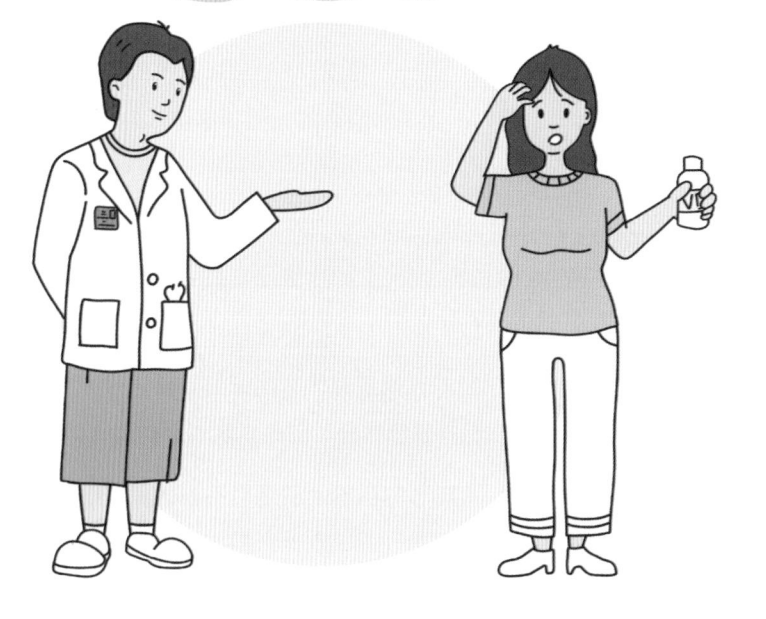

目前维生素D与近视的关系还不太明确，等我有新消息告诉你啊。

参考文献

[1] Min TS, Tiffany L, Song RS, et al. Vitamin D and its pathway genes in myopia: systematic review and meta-analysis[J]. British Journal of Ophthalmology, 2019, 103(1):8-17.
[2]曾寒君,许韶君,陶芳标. 维生素 D 与近视关联的研究进展[J]. 中国学校卫生, 2018, 39(6):952-955.

84 什么是蓝光？防蓝光镜片能防蓝光和延缓近视进展吗？

光是一种电磁波，人眼可看见的光，波长在380～780纳米，低于380纳米为紫外线，高于780纳米为红外线。平时见到的日光，其实是混合光，含有红光、橙光、黄光、绿光、青光、蓝光和紫光，红光波长最长，紫光波长最短。蓝光的波长为440～500纳米，480～500纳米的蓝光有调整生物节律的作用，睡眠、情绪、记忆力等都与之相关。

医学上提到的伤眼"蓝光"是指 480 纳米以下的可见光，包括蓝光和紫光，会对人眼视网膜造成光化学损伤 [1-2]，导致老年性黄斑变性的发生。

蓝光为什么对黄斑的损害严重呢？这是因为：

- 蓝光的波长较短，光的能量与其波长成反比，波长越长的光能量越小，波长越短的光能量越大，比起红、黄、绿光，蓝光有更大的能量，相同强度的光，蓝光对黄斑损伤最大。

- 随着年龄的增长，黄斑部的色素上皮细胞吞噬大量视细胞的盘膜，使脂褐素越积越多，由于脂褐素为桔黄色或黄褐色，可吸收蓝光而被激活，并促进有害自由基的释放，可对黄斑造成损害 [3]。

有检测表明使用防蓝光眼镜后，能够减少手机屏幕发出的有害蓝光对眼睛的伤害。

防蓝光眼镜主要是通过镜片表面镀膜将有害蓝光进行反射，或者通过镜片基材加入防蓝光因子，将有害蓝光进行吸收，从而实现了对有害蓝光的阻隔，减少对视网膜造成光化学损伤。

如果短波蓝光照射时间过长，年龄大时易发生黄斑变性。黄斑变性会使视网膜色素上皮的功能减弱，甚至造成出血，从而导致视力下降。

很多人都有这样的疑问：防蓝光眼镜可以延缓近视的进展、阻止近视度数的加深吗？戴防蓝光眼镜虽然可以减少蓝光的照射，对于保护视网膜有一定的作用，并有可能改善眼睛酸胀等不适症状，但是没有证据支持它能预防近视的发生和发展。

预防近视和延缓度数增长不能依靠配戴防蓝光眼镜达到，仍需要从近视的发生机制入手，如增加户外活动时间，减少持续近距离用眼等。

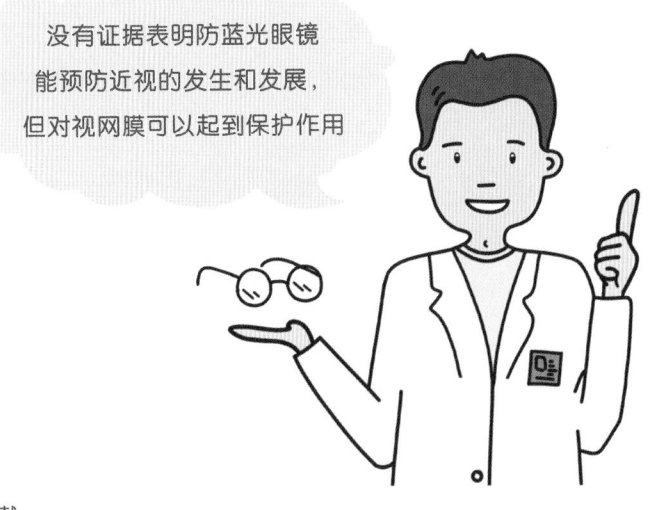

没有证据表明防蓝光眼镜能预防近视的发生和发展，但对视网膜可以起到保护作用

参考文献

[1]Gorgels TG, van Norren D. Ultraviolet and green light cause different typesof damagein rat retina [J].InvestigativeOphthalmology&VisualScience,1995,36(5):851-863.

[2]杨超普,方文卿,刘明宝,等.不同色温 LED 背光屏的蓝光危害和非视觉生物效应[J].激光与光电子学进展,2017,54(10):101701.

[3]刘宏伟. 蓝光有那么可怕吗[J]. 保健医苑, 2013, 12 (4) :12-14.

第一章

第二章

第三章

第四章

第五章

第六章

第七章

第八章

第九章

第十章

第十一章

85　怎样为孩子选用一个合适的台灯？

> 为了保护孩子的眼睛，家长会选择为孩子买一台合适的台灯。家长在挑选台灯时特别青睐标有"护眼""舒适""学习用""工作用"等标志的台灯产品。
>
> 但是，如果想用"护眼灯"来预防近视，可能效果非常的有限。不过，为孩子选一盏合适的台灯，可以获得更好的照明环境，让眼睛相对更舒适，避免因为灯光的问题增加眼睛的额外负担和伤害。

在选择台灯时，选择符合国家质量要求的合格产品，不必过度追求护眼功能。国家有专门针对读写作业台灯的质量要求，满足国家制定的《GB/T9473-2017 读写作业台灯性能要求》的合格产品就可以放心选用。

对于很多家长关注的台灯是否有"频闪"这一问题，国家制定的灯具国标中有相当复杂的算法来计算什么是安全的频闪区间，除了考虑频闪的频率，还要考虑频闪时的亮度波动。有3C 认证、符合国标要求的合格产品，频闪就是合格的。一般选择正规品牌的台灯，这些问题就不用太担心，基本都符合要求。

家长们还应关注孩子阅读时的照明情况，在室内光线不足的时候及时开灯。很多家长认为灯光对眼睛有害，能不开灯尽量不开灯，这是错误的观念。在读写时，照明光线不足对孩子的眼睛伤害很大。

还有家长在孩子看书学习的时候注重打开台灯，照明充足，但是孩子在玩手机和 iPad 的时候却一点也不关注周围环境的照明和屏幕的亮度，常常出现孩子在黑暗环境里对着很亮屏幕的情况，这样的习惯是不好的。家长不仅仅要在孩子读写时提供适宜的照明环境，在孩子使用电子产品时也要注意合适的环境亮度和屏幕亮度。

总的来说，首先要养成良好的照明习惯，爱眼护眼；其次，在选用台灯时一定选择符合国家标准的合格产品，不能仅仅听信宣传口号。

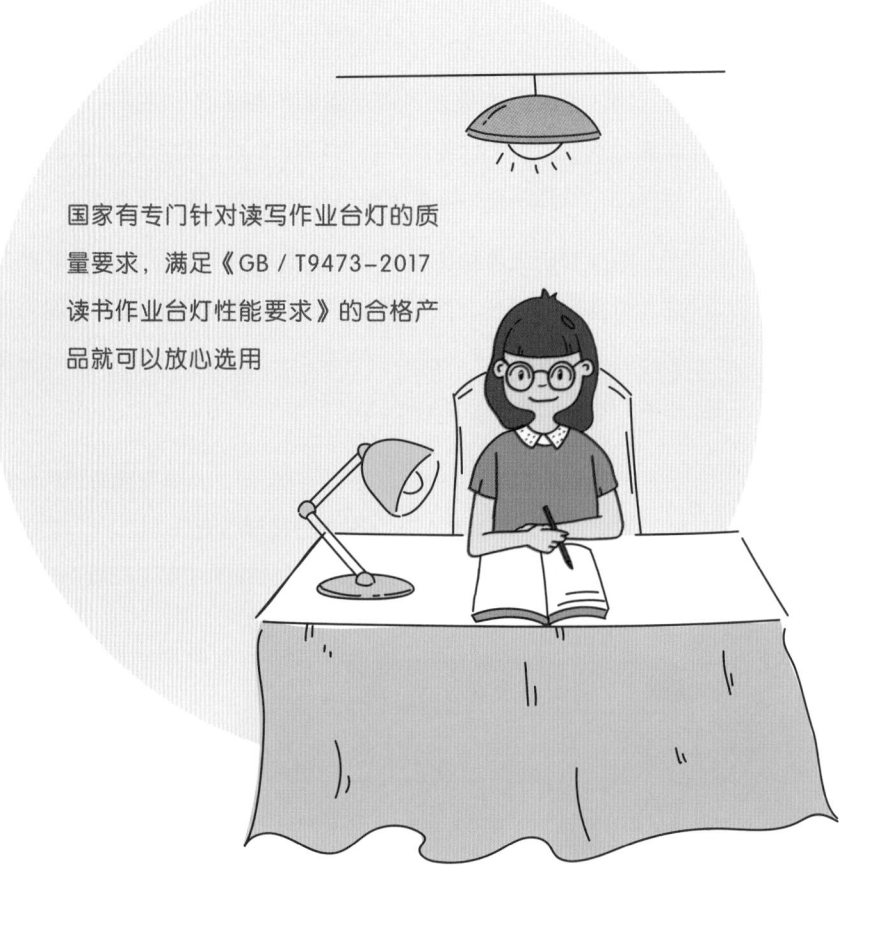

国家有专门针对读写作业台灯的质量要求，满足《GB / T9473-2017 读书作业台灯性能要求》的合格产品就可以放心选用

第一章

第二章

第三章

第四章

第五章

第六章

第七章

第八章

第九章

第十章

第十一章

86　身高和体重对近视有什么影响？

很多家长有疑问：孩子近视度数增加这么快，是不是身体发育过快造成的？孩子近视度数这么高，是不是因为孩子的身高比别人高？孩子的身高和体重到底对近视有没有影响，我们先看看既往科学研究的结论。

国内有研究者通过对浙江省温州地区1656名7～14岁儿童调查发现，7～14岁学龄期儿童的屈光状态与身高、体重存在相关性，身高越高、体重越重的儿童，近视度数越高[1]。

国外有研究者指出，高热量、高蛋白食物的摄入会导致身高、体重迅速增长，眼球跟随增长，因此近视儿童常表现为身高更高、体重更重[2]。那么孩子身高、体重的不同，对近视度数和眼轴长度的差异影响有多大呢？

一项对新加坡7～9岁儿童的研究发现，儿童身高每增高10厘米，男孩眼轴长度增长0.29毫米，近视度数增高0.17D（17度）；女孩眼轴长度增长0.32毫米，近视度数增高0.42D（42度）[3]。

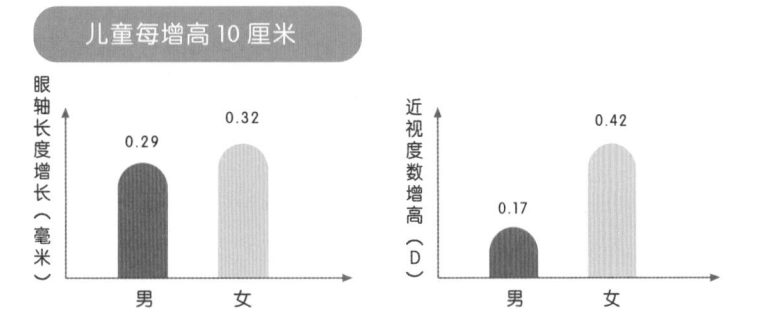

儿童每增高 10 厘米

第一章

第二章

第三章

第四章

第五章

第六章

第七章

第八章

第九章

第十章

第十一章

从新加坡孩子的研究结果我们可以看出，身高、体重的不同对近视度数和眼轴长度的影响较小。但是身体素质好、拥有强健体魄的的孩子，一般户外活动多，近视的发生率相对较低。

所以，强身健体是预防近视的良好选择。我们还需注意的是：孩子身高增长与近视发生常相伴随发生。学龄期儿童处于生长发育的重要时期，一般身高和体重增长较快，而近视发生和快速进展也主要发生在学龄期。

因此，身高和体重快速变化可以给我们一个提示信号，这时应该更加注重孩子的近视问题，通过科学的方法避免孩子发生近视、延缓近视度数的过快增长。

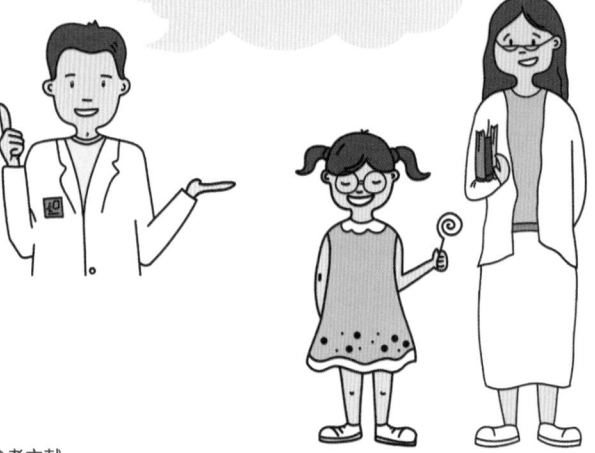

身高和体重的不同，
对近视的影响不大。但是，
健康的体魄和身体素质的提高
对近视防控有意义

参考文献

[1]陈镇国,陈茂冲,张加裕,等.学龄期儿童屈光状态影响因素的调查与分析[J]. 中华眼科杂志, 2016, 52 (11):831-835.

[2]Cordain L, Eaton SB, Brand MJ, et a1. An evolutionaryanalysis of the aetiology and pathogenesis of juvenile-onsetmyopia[J]. Acta OphthalmolScand, 2002, 80(2):125-135.

[3]Saw SM, Chua WH, Ching-Ye Hong CY, et al. Height and its relationship to refraction and biometry parameters in Singapore Chinese children[J]. Investigative Ophthalmology & Visual Science, 2002, 43(5):1408-1413.

87 孩子的睡眠对近视有什么影响?

2019 年 4 月 29 日,国家卫生健康委会举办新闻发布会介绍 2018 年儿童青少年近视调查结果,发布会指出:据监测发现我国 73% 的学生每天睡眠时间不达标,睡眠时间具体对近视的影响如何呢?

有研究通过对安徽省8030名参加2014年全国学生体质健康调查问卷的7～18岁中小学生调查发现,每天体育锻炼少、睡眠时间少和家庭作业时间长的学生中疑似近视者更多[1]。

在2008～2012年韩国国家健康与营养检查中对3625名12～19岁青少年的调查发现,在睡眠时间大于9个小时的青少年中,近视的患病率明显少于睡眠时间少于5个小时的青少年[2]。

另外,有研究发现睡眠质量也与近视有很大的联系,通过问卷调查评定中学生最近 1 个月的睡眠质量,发现近视组学生的睡眠质量明显差于非近视组。

正常的昼夜节律对人类的眼睛发育有着重要作用,睡眠紊乱可能会干扰或中断控制眼球正视化生长过程的调节机制,从而导致屈光不正 [3]。

《综合防控儿童青少年近视实施方案》中指出:保障孩子睡眠时间,参考如下:

年级	睡眠时间
小学生	10小时
初中生	9小时
高中生	8小时

家长需要注意的是：睡眠不足和睡眠质量差不仅可能与近视的发病有关，由于孩子正处于生长发育的重要时期，如果孩子睡眠不足，可能会影响生长激素的分泌，从而影响其生长发育及身体的各项功能状态，导致乏力、嗜睡、抵抗力下降等。

第一章

第二章

第三章

第四章

第五章

第六章

第七章

第八章

第九章

第十章

第十一章

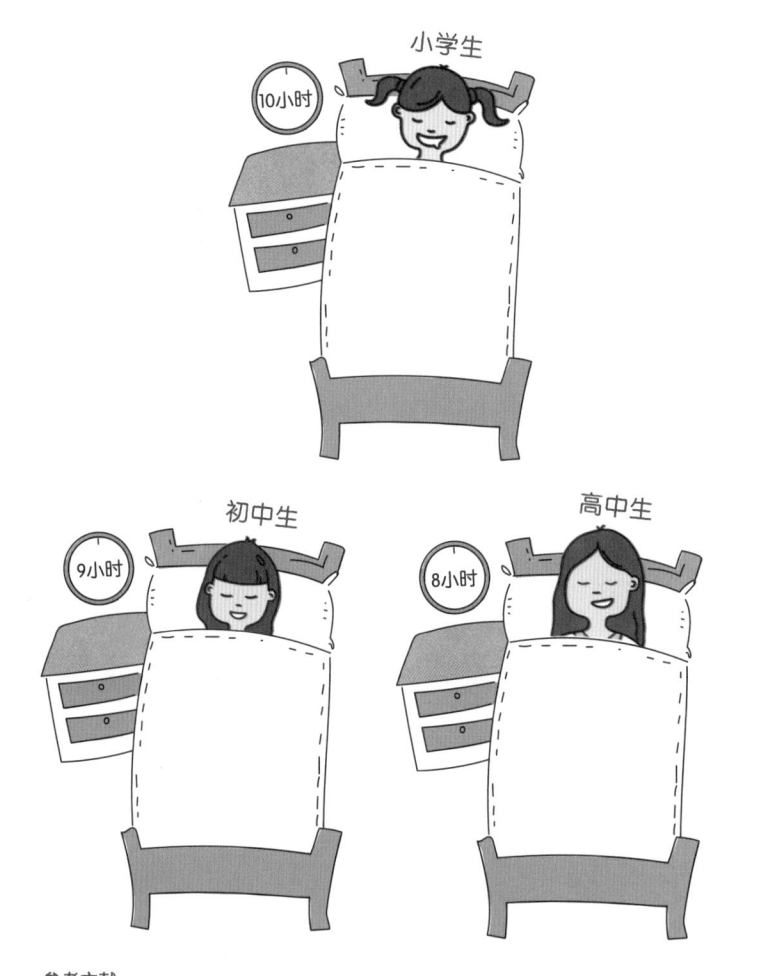

参考文献

[1] 许韶君, 张辉, 王博, 等. 体育锻炼、睡眠和家庭作业时间与中小学生疑似近视的关系[J]. 中华流行病学杂志, 2016, 37(2):183-186.

[2] Jee D , Morgan IG , Kim EC. Inverse relationship between sleep duration and myopia[J]. Acta Ophthalmologica, 2016, 94(3):e204-e210.

[3] Zhou Z, Morgan IG, Chen Q, et al. Disordered sleep and myopia risk among Chinese children[J]. PLoS One, 2015, 10(3) : e0121796.

第十章

近视矫正的误区

孩子患近视后，家长对此会有一些疑问或"想当然"的误区，比如散瞳危害孩子眼睛、戴眼镜后会使近视度数加深得越来越快，或被市面上夸大其词的治疗近视的宣传所误导，导致孩子的近视不能及时、正确地被矫正。本部分将从科学依据出发，引导家长们走出近视矫正中的常见误区。

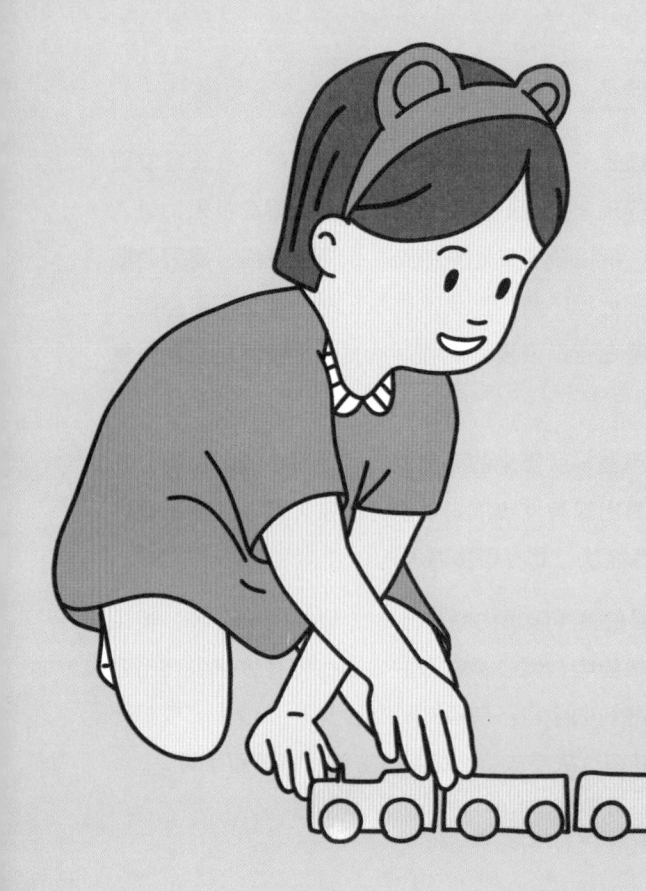

88 散瞳对孩子的眼睛有危害吗?

通过前面问题的讲解,我们知道"散瞳"能够使睫状肌充分放松,去除调节痉挛,使得验光结果更可靠、客观,能更真实地反映出孩子的屈光状态。针对儿童青少年的医学验光配镜中,散瞳是必不可少的一步[1]。

因此家长带着孩子去配眼镜时,就会发现很多医院或者眼视光中心会给孩子进行散瞳验光。那么大多数家长担心的一个问题就是:

散瞳对孩子的眼睛有伤害吗?

- 在医生指导下的散瞳是不会对孩子的眼睛产生伤害的。家长会发现散瞳后孩子有怕光的现象,这是由于散瞳药物会使瞳孔扩大,进入眼内的光线增多了,所以孩子会出现怕光、流泪等反应;且因为散瞳后睫状肌麻痹,视近物不清。出现这种情况时,家长不用担心,当药效逐渐消失,瞳孔逐渐恢复,这些症状就会慢慢减轻直至恢复正常。

- 散瞳只是眼睛局部用药,所带来的不良反应也是很少的。少部分儿童使用阿托品散瞳后出现脸发热或灼热感、面部潮红、眼部不适,口干、头晕、恶心等症状,此时可多喝水[2]。

- 滴散瞳药后按压泪囊位置(眼睛内侧与鼻梁交界处)约3分钟,避免药物经鼻泪管流到鼻腔中,减少鼻黏膜的吸收,可有效减少这些症状的出现。快速散瞳药的全身不良反应极其少见,不过有一少部分儿童可能会对散瞳药有过敏反应,比如起皮疹等,停药即可消失。

第一章

第二章

第三章

第四章

第五章

第六章

第七章

第八章

第九章

第十章

第十一章

家长应注意孩子散瞳后的一些事项：

- 散瞳期间由于视近模糊，尽量避免近距离用眼，例如写作业、看书、玩电脑等。

- 散瞳期间由于瞳孔扩大，应避免强光刺激，尤其避免强烈的太阳光刺激，户外时可配戴太阳镜或遮阳帽。家长要看护好孩子，叮嘱孩子不要追跑打闹，以免摔伤。

散瞳后由于瞳孔扩大，户外时戴
太阳镜或遮阳帽；由于调节处于放松
状态，最好不要近距离用眼。

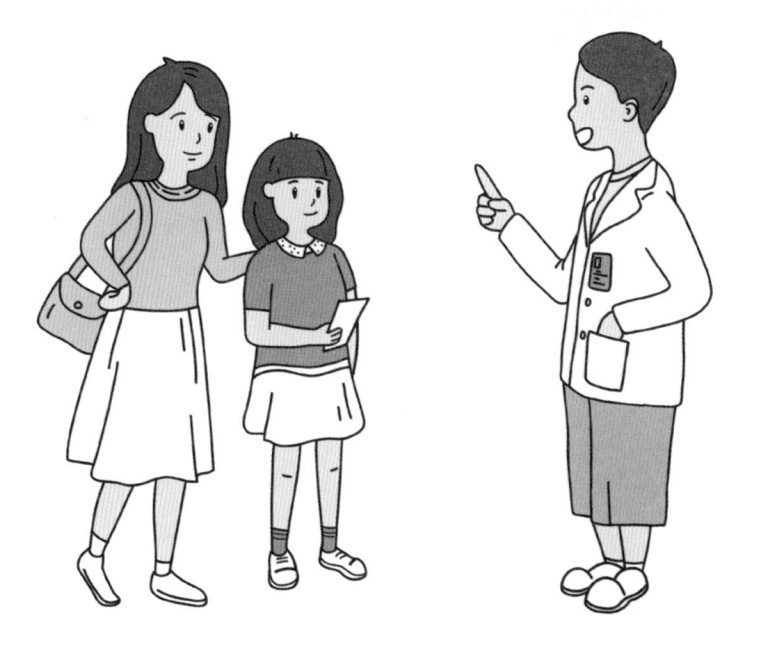

参考文献

[1] Zhao J, Mao J, Luo R, et al. Accuracy of noncycloplegic autorefraction in school-age children in China[J]. Optom Vis Sci,2004,81(1):49-55.

[2]叶燕花,曾素华,黄思健,等.儿童使用阿托品眼膏散瞳验光的健康教育[J].中国实用医药,2012,07(28):228-229.

89　孩子的近视度数低，可以不戴眼镜吗？

一些家长认为孩子是低度近视，视力不算太差；而且戴眼镜前裸眼视力还好，戴上眼镜矫正视力好了，但是裸眼视力更差了，干脆让孩子先不要戴眼镜。

由于这些观念的影响，有一些近视的孩子不戴眼镜

- 其实这是不对的。近视的孩子如果长期不戴眼镜（矫正），视网膜一直都成模糊像，大脑中枢可接受不了，它会通过一定机制（例如：动眼调节、眯眼、歪头等）来改善这种模糊的像，努力提高裸眼视力，但长时间如此就会导致视疲劳，造成近视度数的大幅增长。

- 因此，及时配戴合适度数的眼镜不仅可以帮助清晰地看东西，缓解视疲劳，还能让近视发展得慢一些。而且近视的孩子如果不戴眼镜，不能清晰地看世界，可能会错失学习、生活中一些重要的细节，对于孩子来说可能会造成长期的不良影响。

- 还有一种情况家长需要注意，如果孩子两只眼睛近视度数差别大，一只眼睛度数低，看东西相对清晰；另一只眼睛度数高，看东西模糊，双眼一起看可以看清。一些家长觉得这样是不是不必戴眼镜，实际并非如此！两眼视力差距大，长时间可能会影响大脑的双眼融像功能，抑制视力不好的眼睛看东西，影响双眼的立体视觉从而使视力不好眼变成弱视。

目前，对于近视的孩子，如果散瞳后验光近视度数已超过100度，建议及时配戴眼镜。

第一章

第二章

第三章

第四章

第五章

第六章

第七章

第八章

第九章

第十章

第十一章

不戴眼镜

看不清黑板

眼睛好累啊

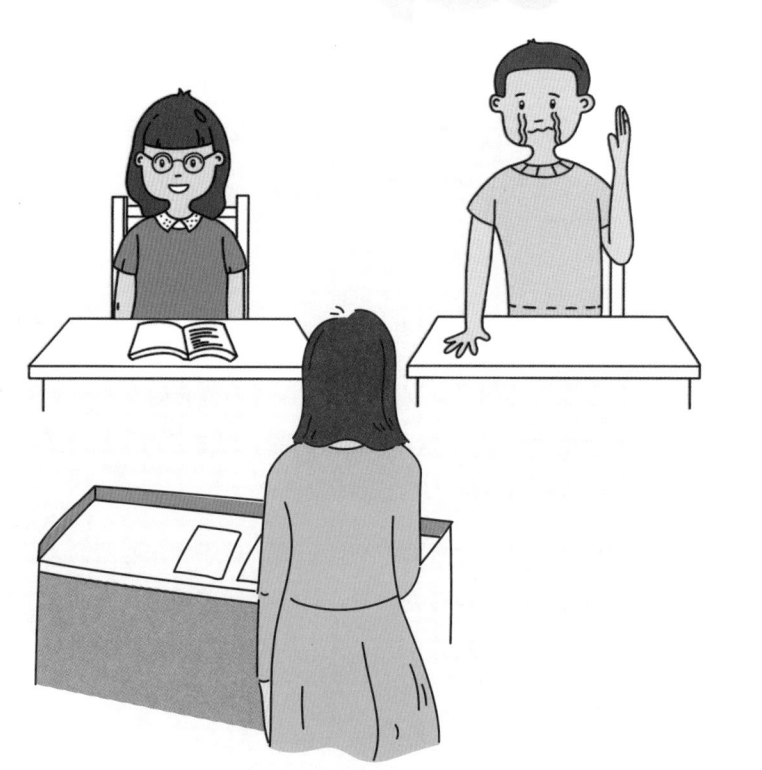

对于近视的孩子，如果散瞳后验光近视度数已超过 100 度，建议及时配戴眼镜，否则不仅影响孩子的学习，还会加重视疲劳

90 戴眼镜会不会让近视度数加深越来越快，再也"摘"不下来了？

发现孩子近视后，一些家长抵触孩子戴眼镜的原因：一是影响外观，二是根深蒂固地认为戴眼镜会让近视度数加深得更快，再也摘不下来了。

种种的顾虑导致明明近视的孩子却不戴眼镜，不断地往前换座位，迫不得已才配眼镜。

这种想法和做法究竟可不可取呢？

- 首先需要明确，近视度数的加深是与遗传因素及环境因素等密切相关[1]，并不是戴眼镜造成的。配戴合适度数且质量合格的眼镜更不会使近视度数加深更快。

- 如果发现孩子近视而不进行矫正，孩子看东西费劲，便会采取眯眼、歪头等行为努力让自己看得清楚些，久而久之不仅会使眼睛过于疲劳，还会加速近视发展。

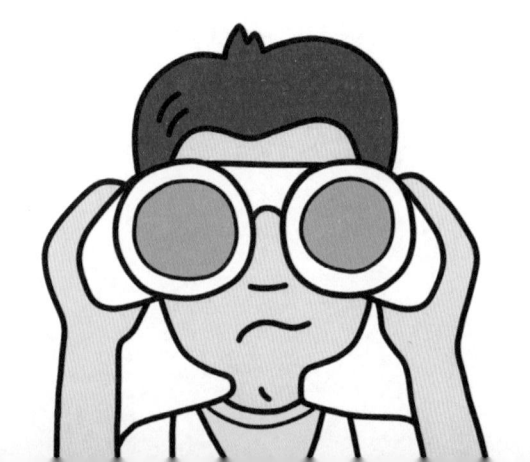

目前，对于近视者配戴眼镜依然是最为有效和可靠的方法。配戴一副合适的眼镜对于提高近视孩子的远视力，恢复双眼的正常功能，防止斜视、弱视等具有重要的意义[2]。

当然，配戴度数不合适或质量不合格的眼镜可能会造成近视加速发展，规范的医学验光有助于获得合适度数且质量合格的眼镜，避免上述情况的发生。

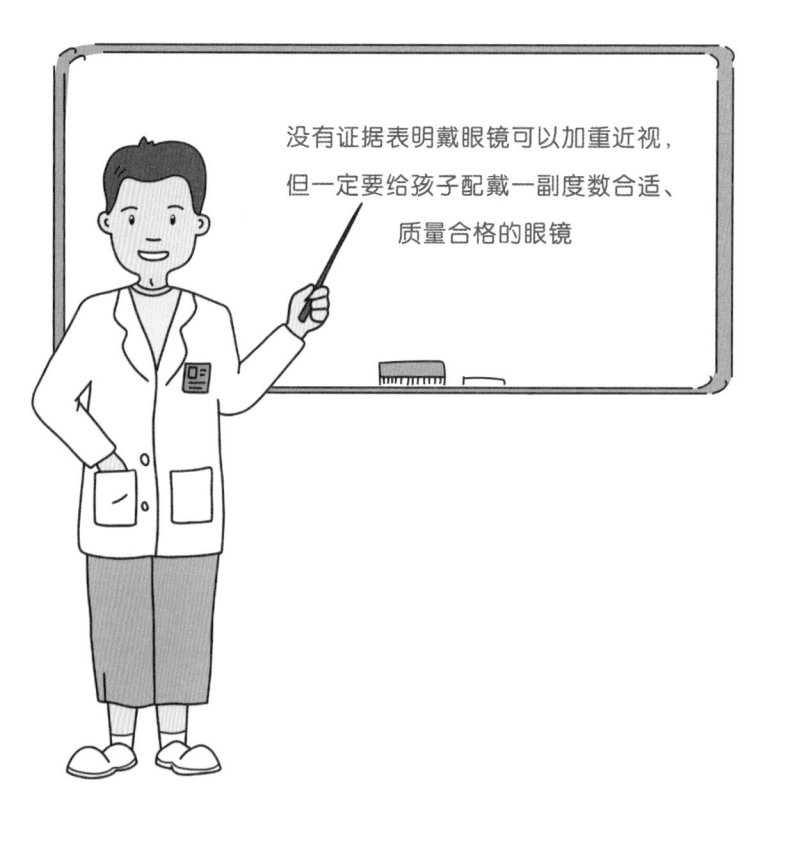

没有证据表明戴眼镜可以加重近视，但一定要给孩子配戴一副度数合适、质量合格的眼镜

第一章

第二章

第三章

第四章

第五章

第六章

第七章

第八章

第九章

第十章

第十一章

参考文献

[1]Pan CW, Ramamurthy D, Saw SM. Worldwide prevalence and risk factors for myopia[J]. Ophthalmic & Physiological Optics, 2011, 32(1):3-16.

[2]鲁碧峰, 丁红霞.近视患者80例医学验光分析[J]. 中国实用眼科杂志, 2009, 27(5): 500-502.

91 一直配戴眼镜会不会使眼睛变凸？

很多近视的人会觉得摘下眼镜后眼睛好像变凸了、不好看。配戴框架眼镜是否会让眼睛变突从而影响美观，也是很多近视孩子及家长关心的一个问题。

那么配戴眼镜究竟会不会造成眼球变凸呢？

- 近视确实会引起眼球凸出，但并不是戴眼镜引起的。近视的发展会伴随着眼球前后径，也就是眼轴的增长，一般成人的眼轴在24毫米左右，而平均度数每增加300度，眼轴会增加约1毫米。

- 高度近视者眼轴会比一般人长，临床上甚至有眼轴超过30毫米的人，那么他们的眼球肯定就会明显凸出，这类人除了关注眼球凸出，更应该重视各种眼底并发症的出现。

- 另外，很多人觉得自己眼球凸出实际上是配戴近视镜片造成的一种错觉，近视镜片属于凹透镜，而凹透镜的成像是变小的，透过眼镜看到自己的眼睛是缩小的，一旦摘下眼镜的时候，就会觉得自己的眼睛大了、变凸了。

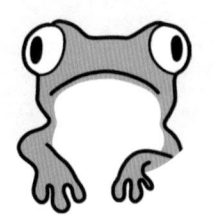

因此，很多人觉得自己长期戴镜后眼睛变凸是由于近视度数的加深造成的眼轴延长或突然摘下眼镜而产生的错觉，并不是配戴眼镜造成的。家长与其关注孩子眼睛会不会因戴眼镜变凸，不如考虑如何延缓孩子近视度数的增长。

随着近视度数增加，眼轴变长，
从而眼睛有变凸的表现，与戴
眼镜没有关系。

戴眼镜会不会
让眼睛变凸？

第一章

第二章

第三章

第四章

第五章

第六章

第七章

第八章

第九章

第十章

第十一章

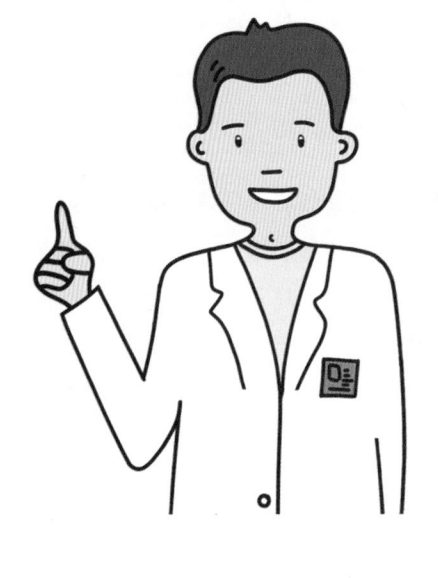

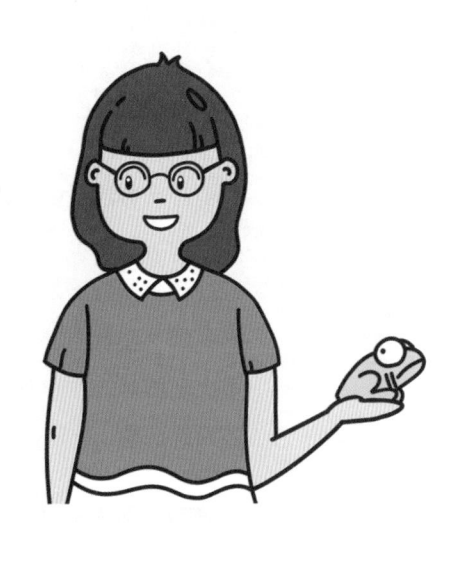

有人说得了近视以后就不会再得老花了，对吗？

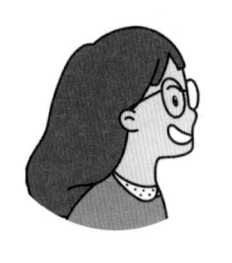

这种说法是不正确的，很多人认为：近视就是"能看清近的，看不清远的"，而老花眼就是"离近了看不清，拿远点才能看清"。于是抱有这么一种幻想：我是近视，不会花眼的。

所谓花眼，其实与我们头发会随着年龄变白一样，是一种生理现象。

老视

- 我们在年轻的时候，眼睛的晶状体弹性很好，眼睛通过睫状肌调节晶状体形状，让我们既能看清远处的物体，也能看清近处的物体。而随着年龄的增长，晶状体逐渐硬化，弹性减弱，加上睫状肌收缩力也逐年变弱，使人们看近时，眼的调节出现困难，大约在40～45岁开始，出现阅读等近距离工作困难的现象，就是老视[1]。

无论是正视、远视，还是近视，都会出现老花，只是近视者出现老花的时间较其他人晚一些而已。

如果自身是近视，同样会老花，只是老花的症状不明显，较其他人晚一些而已，并非晶状体的调节能力没有下降。近视得老花了，表现为在一定范围的近距离内，不戴眼镜就可以看清，这就给了大家一种"近视不会老花"的错觉，其实这正是老花的一个表现。

　　不论是正视眼，还是近视、远视，都会出现老花眼。由于老花眼用凸透镜矫正，近视眼用凹透镜矫正，看近时，近视和老花的度数可以抵消一部分；看远时，近视和老花的度数不能抵消[2]。

第一章

第二章

第三章

第四章

第五章

第六章

第七章

第八章

第九章

第十章

第十一章

以前近视，

年龄大的时候还是

会老花啊

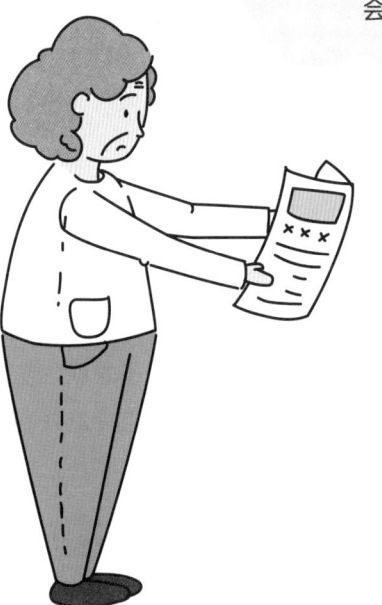

近视的人，同样会老花，近视对老花有一定的补偿，出现老花
的症状较其他人晚一些而已

参考文献

[1]葛坚,王宁利.眼科学[M].北京:人民卫生出版社,2015.
[2]刘宏伟.近视与老花眼可以互相抵消吗.保健医苑,2018,17(3):26-27.

93　孩子一旦确诊为近视，还能不能恢复？

一听到孩子近视了，很多家长会非常着急，看到市场上涌现出五花八门可以治疗近视的产品，家长便"乱投医"，甚至求助偏方。

- 但从近视的原理来说，目前，如果您的孩子已经确诊了近视，那么近视是不可逆的！大多数孩子为轴性近视，即以眼轴增长为特点的近视，就像孩子的身高不会变矮，眼轴变长了也不会再缩短。

- 因此，由于眼轴增长引起的轴性近视一旦发生，眼轴长度不会减少，近视更不可能被治愈，家长了解了这些知识，也就拥有了"火眼金睛"，治愈近视的虚假宣传不攻自破。

- 但是，如前面问题所说的，如果孩子是假性近视，是可以恢复的。我们可以简单了解一下假性近视的原理，就会明白为什么假性近视可以恢复。

我们的眼睛看远的时候，睫状肌是放松的，此时晶状体相对较薄（曲折力小）；看近处的时候，睫状肌是紧张的，它会把晶状体变凸（曲折力增大）。我们的睫状肌就像弹簧，长时间近距离用眼使睫状肌一直处于持续收缩痉挛和高度紧张的状态，这时候弹簧的弹性就会变差，看远的时候也无法放松，我们的眼睛就出现了假性近视。这时通过药物或用眼行为的改变，缓解紧张的睫状肌，使睫状肌得到放松，相应的假性近视也得到了缓解。我们不能把缓解视疲劳降低的假性近视度数，等同于近视可以治疗、度数可以恢复。

已确诊为近视的儿童青少年，除小部分是由于屈光间质的曲率造成的，大多数是眼轴变长造成的[1]。我们只能通过努力，延缓孩子近视度数的进展和眼轴长度的增长，降低发展成为高度近视的可能。

第一章

第二章

第三章

第四章

第五章

第六章

第七章

第八章

第九章

第十章

第十一章

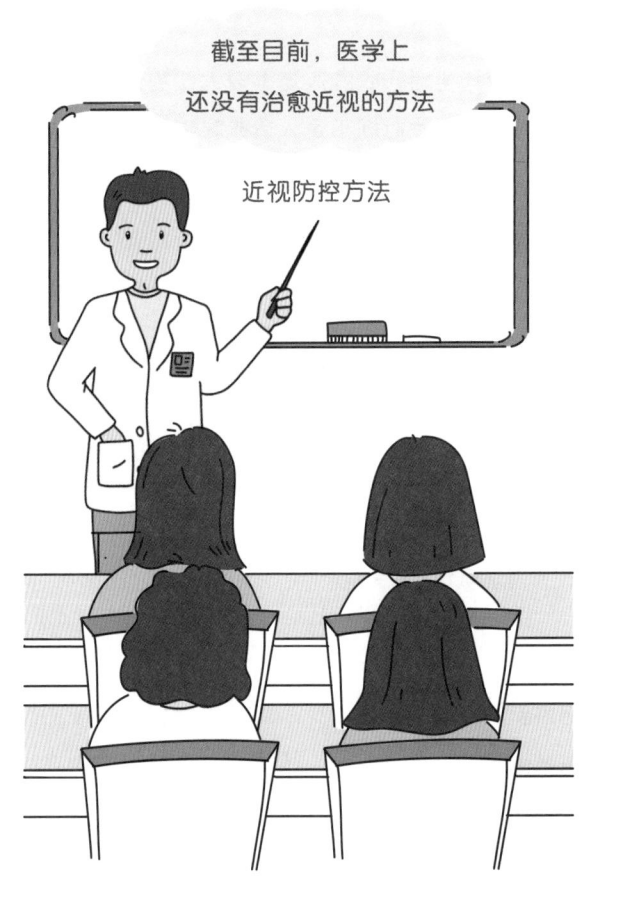

参考文献

[1]Morgan IG , French AN , Ashby RS , et al. The epidemics of myopia: Aetiology and prevention[J]. Progress in Retinal and Eye Research, 2018, 62:134-149.

94　孩子18岁之后近视就不会进展了?

不少人认为近视度数18岁后就不增长了, 想怎么用眼就怎么用眼, 不必再注意用眼卫生了。

但由于现代生活方式的改变需要大量的近距离用眼, 同时户外活动时间和睡眠时间不足, 造成眼睛超负荷工作得不到充分的休息, 导致部分近视者的度数仍可能继续增长。

国内外均有研究表明, 对大学生进行每年定期检查, 一部分大学生的近视度数仍有增加, 而且, 有原本不近视的大学生在随后的检查中发展成为了近视[1-2]。

另外, 需要特别注意的是如果成人自身近视度数高, 而且持续加深, 往往提示可能患了我们前面提到的一种致盲性眼病——病理性近视。

我们已经知道, 病理性近视由于眼轴不断伸长、后巩膜葡萄肿不断进展, 患者常出现:

- 脉络膜新生血管
- 黄斑萎缩
- 黄斑裂孔
- 视网膜下出血
- 视网膜变性
- 孔源性视网膜脱离等严重眼底并发症

因此，如果自身近视度数高，成年后近视度数仍持续加深，需要及时就医，由眼科医生进行诊断和治疗，并定期进行眼底检查。

我们需要认识到成年以后也会有近视的发生发展，不能 18 岁以后就对近视问题不管不问了。18 岁以后，即使近视度数稳定也需要定期检查、定期验光配镜。

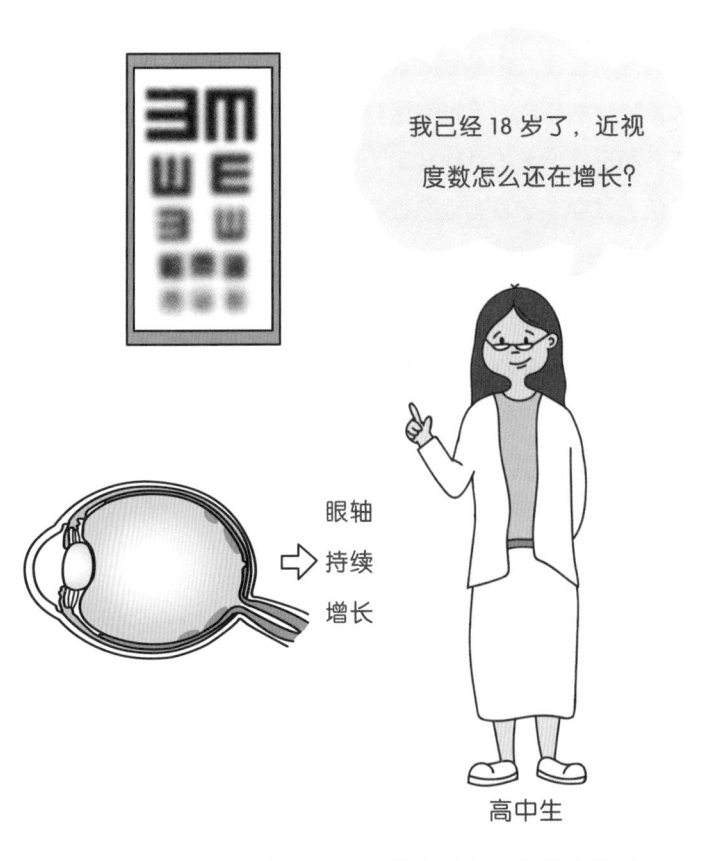

18 岁以后，部分近视者的度数仍可能继续增长

参考文献

[1]Kinge B, Midelfart A . Refractive changes among Norwegian university students - A three-year longitudinal study[J]. Acta OphthalmologicaScandinavica, 1999, 77(3):302-305.
[2]Loman J, Quinn GE, Kamoun L, et al. Darkness and near work: Myopia and its progression in third-year law students[J]. Ophthalmology, 2002, 109(5):1032-1038.

第一章

第二章

第三章

第四章

第五章

第六章

第七章

第八章

第九章

第十章

第十一章

95 经过"训练和治疗"，孩子的裸眼视力提高了，是不是近视就"治愈"了？

这是认识的误区。近视的治疗一直是医学界的难题，尤其是对近视发病的预防。国内外众多科学工作者也做了大量科学的研究，目前能做到的只是尽量延缓近视发病的年龄和近视度数的过快加深，而无法实现治愈近视。截至目前，医学上还没有治愈近视的方法，只能做到科学地矫正视力。

一些视力康复机构错误地用视力提高代表治愈近视，实际上是不科学的。前面已经介绍了视力测量的方法，我们知道视力检查是一种心理物理的检查。

视力检查的影响因素

- 受孩子自身情况的影响

  例如：眼睛疲劳情况、瞳孔的大小、孩子情绪、检查时是否眯眼或歪头等。

- 与外界环境情况相关

  例如：视力表的亮度、环境的亮度、视力表的距离与大小等。

  由于孩子上学期间近距离用眼多，视疲劳比较重，通过各种方法使眼睛睫状肌放松，缓解一部分由于视疲劳引起的症状，虽然使视力得到提高，但是并没有治愈近视。

正因为如此，2019年3月26日，国家卫生健康委联合中央网信办等六部门发布了《关于进一步规范儿童青少年近视矫正工作切实加强监管的通知》，通知中明确规定：不得在开展近视矫正对外宣传中使用"康复"、"恢复"、"降低度数"、"近视治愈"和"近视克星"等表述误导近视儿童青少年和家长。

视力检查受孩子自身情况的影响，结果有一定的波动，不能把孩子裸眼视力的提高等同于近视的治愈。

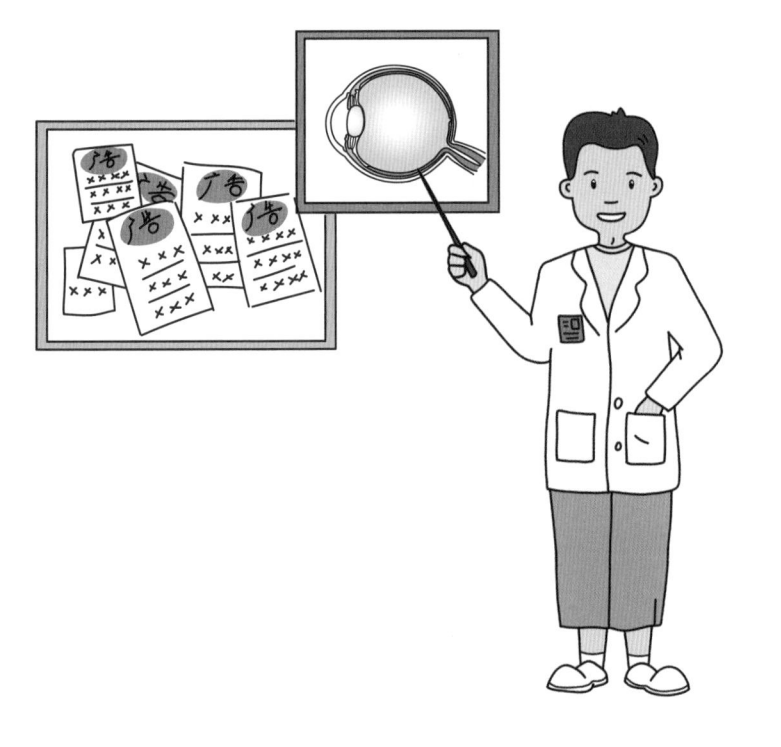

第一章

第二章

第三章

第四章

第五章

第六章

第七章

第八章

第九章

第十章

第十一章

关于近视，你还有哪些不知道的"视"

除了近视，远视、斜视和弱视也是儿童青少年常见的眼病，这些疾病也是影响孩子视觉健康的原因。本部分将介绍远视、斜视和弱视，同时介绍散光与近视的区别。

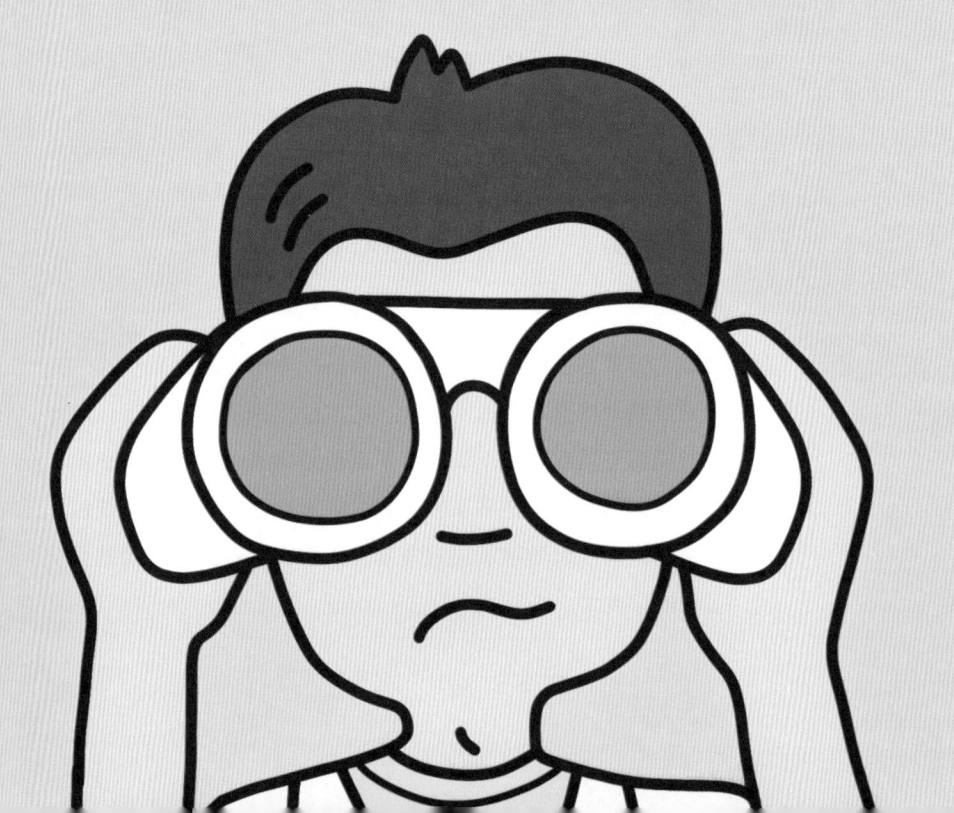

96　孩子是远视眼，看书的时候怎么还是离这么近？

不少家长以为近视眼看近时清晰，远视眼就是看远处的物体清晰，其实并非如此。远视的概念前面问题已有介绍，即眼睛在不动用调节的情况下，平行光线经屈光系统折射后，会聚在视网膜后面。儿童的远视和近视一样，属于屈光不正的一种[1]。

低度远视	小于300度
中度远视	300 ~ 500度（含500度）
高度远视	大于500度

- 远视的孩子视力好坏，症状轻重取决于远视程度和调节能力强弱两方面。对于轻度远视的儿童，一般远、近视力均正常，其原因是这个年龄段的儿童拥有较强的调节功能，通过改变晶状体的厚度与弯曲度，使晶状体的屈光力发生变化，从而使原本落在视网膜后方的光线聚焦在视网膜上，形成清晰的物像。

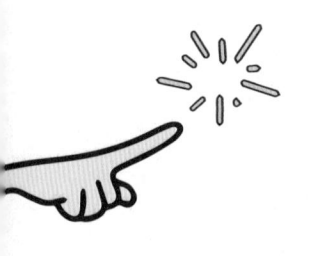

- 但是，如果远视程度大，单纯依靠晶状体形态的改变，无法使光线清晰地聚焦在视网膜上，则表现出来的症状为远、近视力都有不同程度的下降。对于这部分孩子，他们为了能看清近处物体，往往把书本放到离眼睛很近，这主要是通过拉近注视距离，起到增加注视角度，扩大视觉效果，使视网膜上的物像放大。

很多学龄前儿童存在远视问题，这其中大部分属于生理发育性远视，随着年龄增长，远视度数逐渐减小，无需矫正。但也有一部分远视属于病理性的，应该带孩子到正规医疗机构进行眼科检查，医生会根据不同的屈光度数采取不同的处理方式。

第一章

第二章

第三章

第四章

第五章

第六章

第七章

第八章

第九章

第十章

第十一章

远视度数高的孩子，主要是通过拉近注视距离，起到增加注视角度，使视网膜上的物像放大，从而看清近处物体。

我家孩子远视，看书时怎么还离这么近？

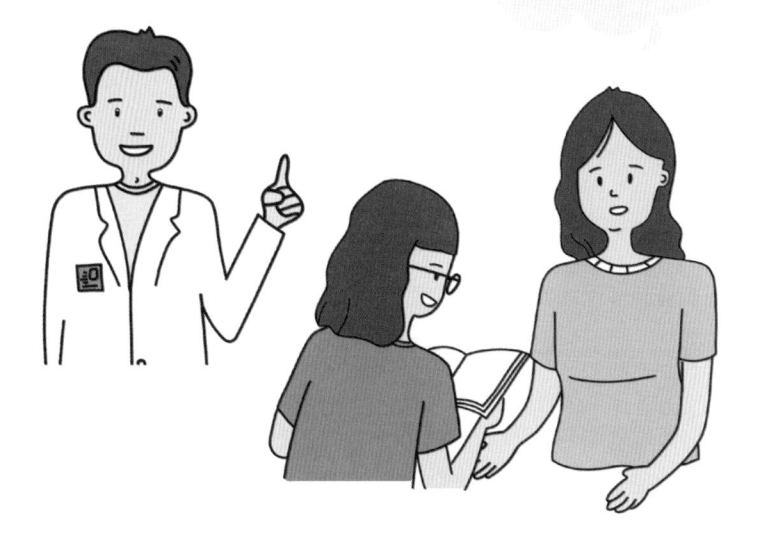

参考文献

[1]葛坚,王宁利. 眼科学[M]. 北京：人民卫生出版社,2015.

97 家长发现孩子注意力不集中的时候眼睛偏斜，和近视有关系吗？

正常人的眼睛，左右的黑眼球看起来在眼内的位置是对称的，如果用一个小手电筒照射双眼的话（灯光不要太亮），会发现黑眼珠上有亮亮的反光点位于瞳孔中央，通过这个方法，我们就可以粗略判断眼睛是否斜视并且斜的度数大约是多少。简单说，斜视就是当双眼注视目标时，其中一只眼睛发生了偏斜，人们常说的"斗鸡眼"就是斜视的一种。

产生斜视的原因有多种

- 近视没有得到充分的矫正是其中一个原因

- 有些孩子是因为控制眼球运动的肌肉力量过强或者过弱引起的

- 还有少量孩子是因为支配控制眼球运动肌肉的神经麻痹引起的

当然还有其他原因，就不一一给大家列举了。家长最重要的还是要知道斜视的常见表现，如果发现孩子可能有斜视问题，应及时到医院检查。

如果孩子经常出现注意力不集中，有一只眼的眼位偏斜、阳光下喜欢闭上一只眼睛、看东西时总是习惯性闭上一只眼睛、歪头或转头，就提示可能有斜视，但并不是所有的斜视都会有明显的外观异常。

孩子斜视早期发现、早期治疗非常重要。孩子斜视的发病原因不同，类型不同，治疗方法也不一样。有的斜视戴上眼镜后就会消失，不需手术。还有一些斜视既需要戴镜又需要手术治疗。

斜视手术不仅为了矫正眼位、改善外观，更重要的是建立双眼视觉功能。孩子斜视在早期行斜视矫正手术后，常常可以获得双眼视觉功能，因此，对于符合手术条件的孩子，原则上应早期实施手术[1]。

第一章

第二章

第三章

第四章

第五章

第六章

第七章

第八章

第九章

第十章

第十一章

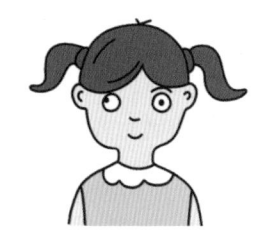
外斜视 　内斜视 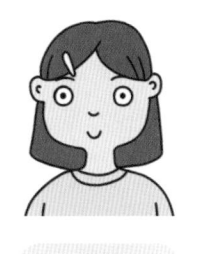 正视

外斜视：一眼注视目标，另一眼向外偏斜而不能往同一目标上看
内斜视：一眼注视目标，另一眼向内偏斜而不能往同一目标上看

参考文献

[1]张伟,赵堪兴.斜视弱视治疗中应注意的几个问题[J].眼科,2009,18(5):293-294.

98 孩子去医院检查后被诊断为近视，又被说还有弱视，近视和弱视是一回事吗？

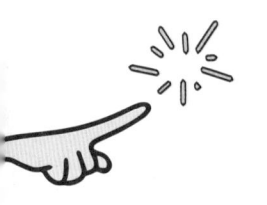

讲到这里，家长对远视和近视这两个医学名词应该非常熟悉了，它们都是屈光不正的一种。但当提到弱视时，很多人就不是很清楚了。

那么到底什么是弱视，近视和弱视有什么区别和联系呢？

- 眼科学上弱视是指眼部无明显器质性病变，但其最佳矫正视力低于该年龄段正常的视力。由于单眼斜视、高度的远视、近视或散光、双眼度数差距过大但未戴眼镜矫正或因上眼睑下垂等各种原因，造成的双眼或单眼最佳矫正视力低于相应年龄正常视力为弱视，或者双眼最佳矫正视力相差两行以上，则称视力较差的那只眼睛为弱视[1]。

- 因此，产生弱视原因可能是：眼位存在异常、高度近视或散光以及注视性质的改变等，近视是发生弱视的一个因素，但不是所有近视都会造成弱视。

下面简单讲解一下弱视的诊断和治疗。弱视的诊断标准一定是指最佳矫正视力，也就是我们常说的戴镜视力。诊断标准根据年龄有所调整。

儿童弱视诊断标准[2]

年龄	矫正视力
3岁以下	低于4.7（0.5）
4～5岁	低于4.8（0.6）
6～7岁	低于0.7
7岁以上	低于4.9（0.8）或者两眼最佳矫正视力相差两行以上

第一章

第二章

第三章

第四章

第五章

第六章

第七章

第八章

第九章

第十章

第十一章

◎ 如果在视觉发育关键期不进行弱视的治疗，长大后即使进行配戴眼镜等积极治疗也无法恢复正常视力，儿童的弱视应及早发现和治疗。配戴眼镜是治疗弱视的基础，如果戴了眼镜，一只眼的视力还是差，此时常用方法是遮盖治疗，就是盖住好的眼睛，让弱视眼多看看，"唤醒"弱视眼。

◎ 遮盖的时间和程度根据双眼视力相差情况和孩子年龄大小而定。孩子弱视不易发现，所以定期到专业眼科医院进行全面的眼科检查是非常有必要的。

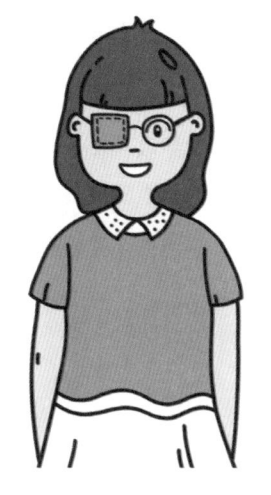

弱视治疗策略：配镜和遮盖好眼，每天遮盖的时间和程度，医生会根据孩子双眼视力相差情况和年龄大小而定的。

参考文献

[1]中华医学会眼科学分会斜视与小儿眼科学组.弱视诊断专家共识(2011年)[J].中华眼科杂志, 2011, 47(8):768-768.

[2]赵堪兴, 郑曰忠.要特别重视儿童弱视诊断中的年龄因素[J].中华眼科杂志, 2007, 43(11):961-964.

99 去医院验光,医生说孩子既有近视又有散光,散光和近视有什么区别吗?

想要明白散光与近视的区别,我们先来了解一下什么是散光。散光是眼睛屈光不正的一种表现,即平行光线在进入眼内后,由于眼球屈光系统不同方向的屈光力不同,所以会出现光线不能聚集于一点(焦点),而形成不同的焦点平面,这种情况称为散光。散光一般情况下会伴随着近视或者远视,但也可能会单独存在。

● 散光主要由角膜引起,也可由晶状体引起,由于角膜或晶状体曲率不等造成。散光也有不同的类型,简单来说,散光有最强和最弱两条主径线,当这两条主径线垂直时称为规则散光,不相互垂直时为不规则散光[1]。

● 规则散光大多数是由于角膜先天性形态异常变化所致,这也是散光与近视的区别之一,近视大多数是后天性眼轴的延长所致。在人的一生中,角膜散光并不是恒定不变的,很多青少年最初可能是顺规散光,老年时可能转为逆规散光[2]。

散光与近视的不同体现在以下两个方面

● 近视与散光的症状不同:近视的人看近清楚,看远模糊。散光的人除了视物模糊外,更为明显的是重影症状,也就是把一个点看成了很多个点。特别是在晚上,如果散光度数比较大,很可能看到月亮或者灯光有重影。

● 两者的度数稳定性不同：近视后若不注意用眼习惯、缺乏户
外活动、过度使用电子产品等，度数会不断加深。对于散光
而言，其度数方面一般情况下都是比较稳定的。

总而言之，近视与散光的情况都是眼部屈光异常，不能混
为一谈，我们要正确区分两者。

第一章

第二章

第三章

第四章

第五章

第六章

第七章

第八章

第九章

第十章

第十一章

你离那么远，
我怎么看清你？

是你近视吧

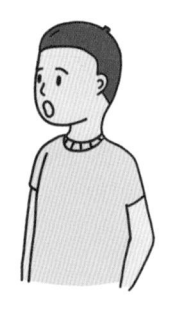

你会分身？

是你散光吧

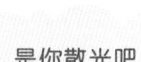
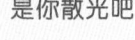
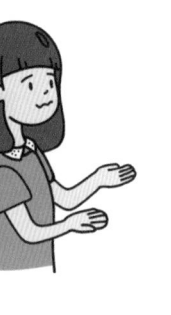
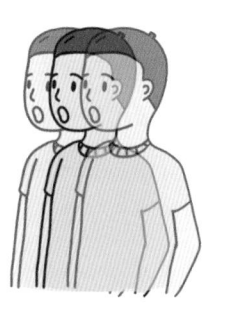

参考文献

[1]葛坚,王宁利. 眼科学[M]. 北京：人民卫生出版社,2015.

[2]褚仁远.,眼病学[M].北京：人民卫生出版社,2011.8.

100　关于近视，还有哪些"新鲜"事？

小朋友经常有一些奇思妙想，比如动物会不会近视呢？其实答案是肯定的。比如科学家做近视相关研究时会用到的小鸡、豚鼠等等，它们都会近视的。有实验表明，如果让猴子长时间的近距离看电视，最终也会导致猴子近视。

野生动物多为正视眼或远视眼

- 家养动物如马、牛等多为轻度近视。动物也会有遗传病，基因也会发生变异，如果基因在某方面出了问题，就有可能会造成先天性近视，但是这种基因变异的近视在动物中很难遗传下去。

- 比如，在大自然的野生环境中，老虎以狩猎为生。如果某只老虎发生了基因变异导致近视出现，近视使得这只老虎无法看清远处的猎物而影响其捕食，也会影响其寻求配偶，优胜劣汰，最终会面临着死亡。因而突变的近视基因无法遗传下去。

- 另外，老虎天天在野外狩猎，亲近大自然，"目"浴阳光，也不像人类需要那么多的近距离用眼。因此，老虎不近视的原因既因其在生存环境中多以看远为主，也是老虎野外生存的必备能力，同时也与其没有近视的遗传基因有关。

- 其实，如果动物真的近视，人类也很难发觉。哪怕它走路慢，摇摇晃晃的，我们也只是觉得它们呆萌而已。

第一章

第二章

第三章

第四章

第五章

第六章

第七章

第八章

第九章

第十章

第十一章

介绍完了动物的近视，我们还是回到人类的近视吧

- 可以说，现代近视的人这么多，也算是时代发展的产物了。在古代，人们以农耕为主，并不需要大量的看近阅读。只有少部分文人才需要大量看书，但是，那时候晚上看书只能依靠油灯或者是蜡烛照明，照明的亮度肯定不能与现代照明设施的效果相比，清朝有眼镜已经逐渐被使用的详细记载。

- 随着现代社会的发展，人们一生中都需要大量的近距离用眼，从小看书学习需要，长大从事文字工作或其他近距离工作时需要，休闲娱乐时玩手机、电脑、iPad需要。这也造成我们需要大量近距离用眼的同时户外活动减少，在大自然阳光下的时间减少，最终近视的发病率增高。

　　因此，近视的确是一种现代社会的"产物"了。

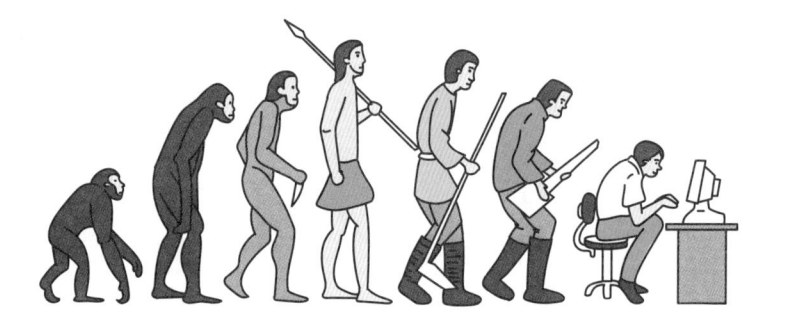

　　随着现代生活方式的改变，人们需要大量的近距离用眼，但一定要适度，否则会对眼睛产生损害。

未来和展望

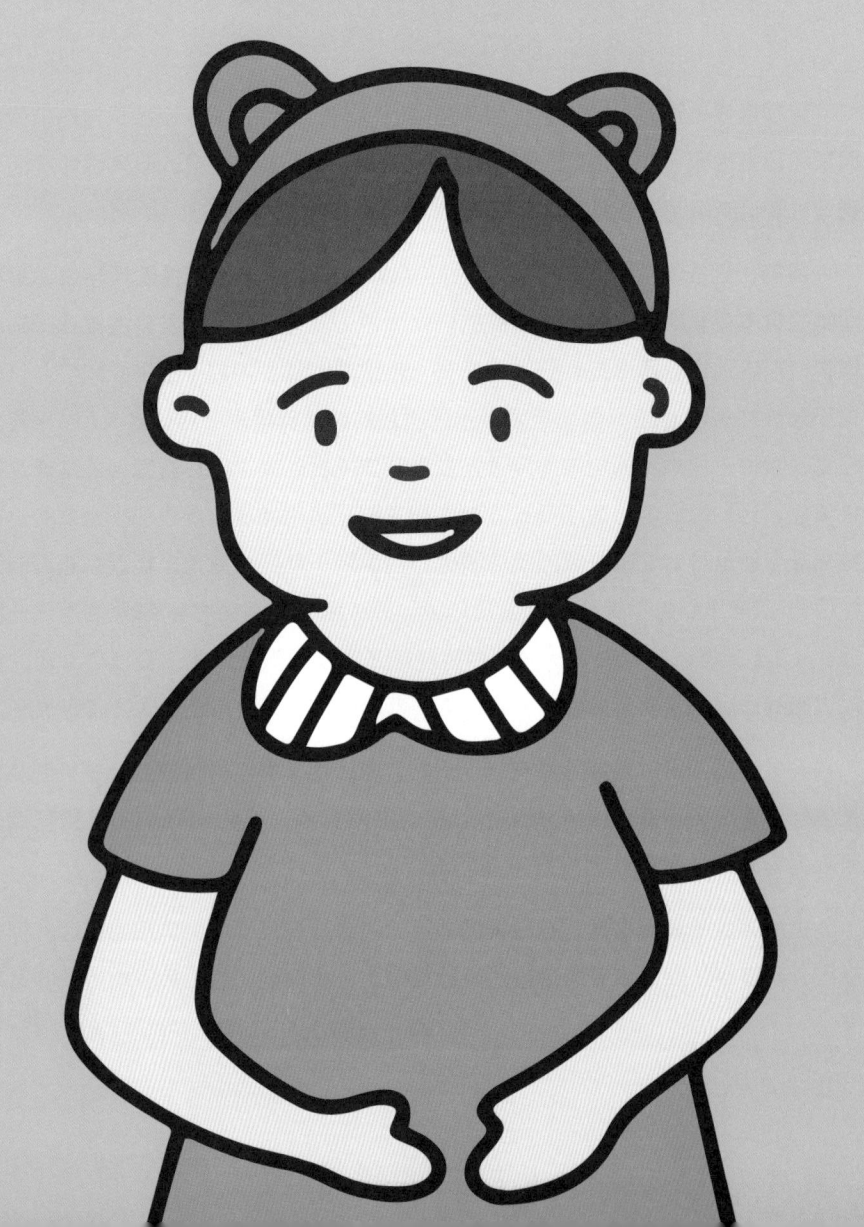

未来和展望

　　近视最终是否可以被治愈，目前还是一个未知的问题。近视被认为是由遗传因素和环境因素，以及基因–环境交互作用影响的多因素疾病。但其确切病因及病理机制仍未阐明，仍然是研究的重点、难点和热点。

　　目前，近视发生的机制主要有以下学说：（1）形觉剥夺性近视学说，指在动物视觉发育早期，破坏其视网膜的清晰成像，就有可能促使发育的眼球眼轴的增长，形成近视。但形觉剥夺性近视在人类近视的发生中并不占主要地位，仅偶见于先天性重度上睑下垂或高度屈光间质混浊的幼年近视者中。（2）光学离焦性近视学说，指外界的物像如果落在发育眼球的视网膜之后，就有可能造成远视性离焦，这种离焦信号造成近视的发生和发展。研究发现，周边部视网膜的远视性离焦可能是导致近视进展的主要原因。目前用于延缓儿童青少年近视进展的光学手段(如多焦点光学镜片、角膜塑形镜、周边屈光控制镜片等)都是利用这一原理。（3）中枢调控学说：认为光学离焦除了引起眼球的结构改变以外，还会引起大脑的适应性改变和视功能提高，这一机制存在着高级神经中枢区域的调控。

　　有关近视的研究已从宏观向微观拓展，对近视发病信号传递的分子机制及相关信号通路进行研究，进一步揭示近视的发病机制，找到有可能的干预靶点，可以为有效预防和治疗近视开拓新的途径。

　　近视相关的基因也是现在研究的热点，通过发现近视相关的易感基因和保护基因，从遗传角度对孩子患近视的风险度做出分析预判。如果孩子患近视的风险度高可以更早地采取预防措施，从小"节约"用眼，避免近视的发生发展，以及指导孩子以后专业的选择等。

随着人工智能的发展，近视问题与人工智能相结合，开发人工智能近视预测模型也是现在的研究方向。通过预测模型预知孩子未来的近视度数变化与高度近视风险，从而根据预测结果实施早期、个性化的干预手段。

以色列有一款"纳米眼药水"曾经刷屏了朋友圈，滴一滴视力就能恢复5.0。这篇刷屏的文章提到，纳米眼药水主要通过三个步骤来解决近视的问题：首先通过专用软件辅助测量出自己眼球的屈光度；其次根据测量出的眼球屈光度，使用激光在角膜上刻印一个图案；最后滴入纳米眼药水。这项技术仍处于初始阶段，据目前的报道，纳米眼药水只在动物身上进行了测试，还没有具体在近视者的眼睛上使用，也还有很多未知的问题：需要以怎样的频率使用纳米眼药水；每次需要使用多少剂量的药水，才会真正起作用等。从原理上讲，滴入纳米颗粒进入角膜上刻印的图案，用以改变图案内的角膜屈光力，因此纳米眼药水仍然是一种矫正近视的方法。

未来，我们相信通过科研人员的不断努力和探索，会帮助我们找到更好的近视防控措施，甚至从近视发病的分子机制及相关信号通路、基因研究入手，找到预防和治疗近视的根本方法。

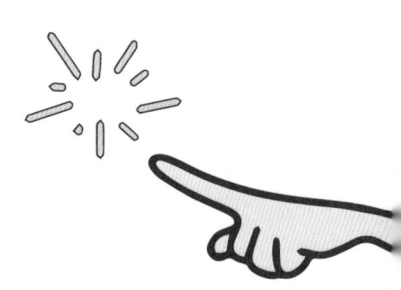
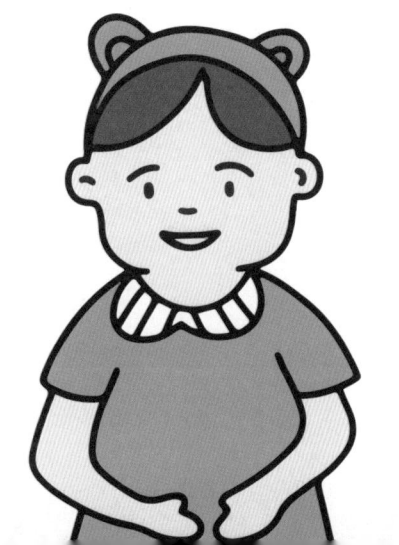

关于开展2019年全国 "爱眼日" 活动的通知

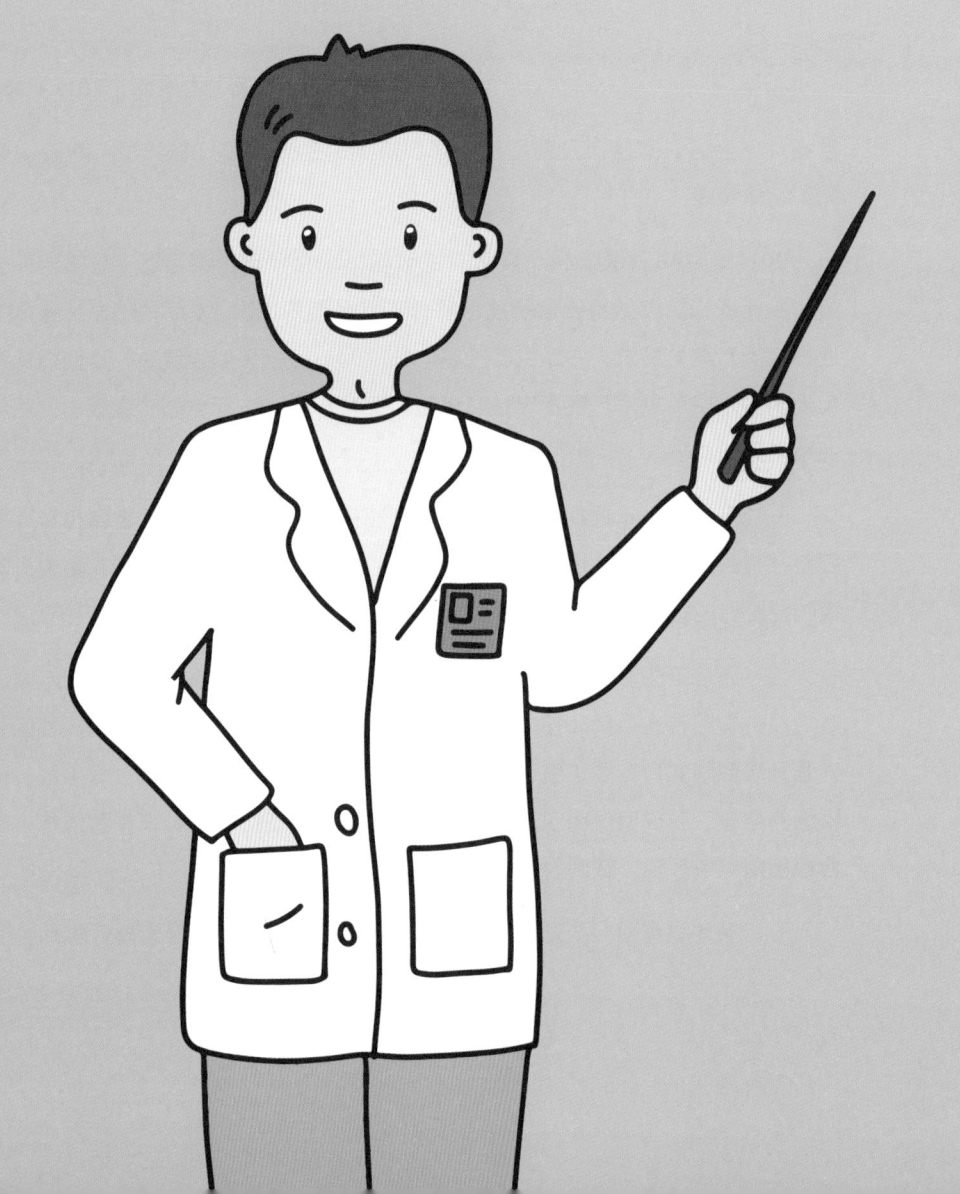

关于开展2019年全国"爱眼日"活动的通知

国卫办医函〔2019〕382号

各省、自治区、直辖市及新疆生产建设兵团卫生健康委、教育厅（教委、教育局）、体育局：

2019年6月6日是第24个全国"爱眼日"，为贯彻落实习近平总书记关于儿童青少年近视防控的重要指示批示精神和教育部等8部门《综合防控儿童青少年近视实施方案》要求，今年主要围绕"共同呵护好孩子的眼健康，让他们拥有一个光明的未来"主题开展宣传教育活动。现就开展2019年全国"爱眼日"活动有关事项通知如下：

一、儿童青少年近视问题关系到国家和民族的未来，防控儿童青少年近视需要全社会共同努力。各级卫生健康、教育、体育部门要进一步认识儿童青少年近视防控工作的重要性，加强沟通协作，共同推进儿童青少年视力保护工作。

二、各地卫生健康部门要加强部门间的沟通和协调，制订活动工作方案，确定专门机构和专人负责。在"爱眼日"前后，安排医务人员走进校园、社区，面对面开展健康教育专题讲座、咨询，帮助儿童青少年和家长形成合理用眼、科学矫治的意识。养成良好用眼习惯，积极引导孩子进行户外活动或体育锻炼，科学合理使用电子产品，做到对近视的早发现早干预。

三、各地教育部门要充分利用"爱眼日"活动契机，指导学校开展科学用眼知识宣传教育，敦促学校切实减轻学生学业负担，改善学校视觉环境，坚持眼保健操等护眼措施，进一步强化体育课和课外锻炼，加强学校卫生与健康教育工作，强化视力健康管理。

四、各地体育部门要采取措施，积极宣传户外运动在预防近视工作中的重要作用，鼓励广大青少年积极参加青少年体育冬夏令营等多种形式的体育活动，掌握体育运动技能，培养终身体育的健康生活方式。

五、全国防盲技术指导组组织编写了《儿童青少年近视防治科普100问》，设计了宣传海报。相关宣传材料电子版将随后陆续上传至中国防盲网（http://www.eyecarechina.com），请各地关注并下载。各地要充分利用好权威科普资源，运用传统和新媒体传播方式，全方位宣传科学防控、科学矫治知识。按照"政府主导、部门配合、专家指导、学校教育、家庭关注"的原则，最大程度地动员全社会，共同科学防控近视。

请各省级卫生健康、教育、体育部门及时进行活动总结，于6月底前分别报送国家卫生健康委员会医政医管局、教育部体育卫生与艺术教育司和国家体育总局青少年体育司。

国家卫生健康委员会联系人：医政医管局 李　亚
联系电话：010—68791875
教育部联系人：体育卫生与艺术教育司　刘立京
联系电话：010—66096150（兼传真）
国家体育总局联系人：青少年体育司　陈石
联系电话：010—87182070

国家卫生健康委办公厅
教育部办公厅
国家体育总局办公厅
2019年4月19日